聴くだけで作業効率が
自然に上がる！

すごい音楽脳

仕事・勉強
コミュニケーション
運動・加齢

東京大学先端科学技術
研究センター特任研究員
宮﨑敦子
Dr.DJ.ATSUKO

すばる舎

※本書付属の「聴くだけで脳が覚醒する音源」の説明と入手方法は、はじめにの後に記載しています。

はじめに

音楽を使うと、
脳が覚醒《かくせい》する。
作業のスピードが上がる。
読解力が上がる。
身体能力が上がる。
認知症予防になる。

記憶、集中、判断、実行のために必要な「認知機能」が上がり、パフォーマンスが上がる。仕事、勉強、コミュニケーション、家事、日常生活の作業効率が上がる。

本書は、先行研究をベースに、私の「音楽と脳に関する研究」を組み合わせてお話ししていきます。

音楽を使って楽しく、効率的に頭を良くする方法をご紹介しますが、「ピアノを演奏しましょう！　演奏習得しましょう！」というような難しい内容ではありません。
音楽を聴くといった簡単なことや、歌ったり、踊ったり、ドラムやタイコを好きにたたく、という身近なことをするだけです。もちろん上手である必要はありません。まずは、自分なりにやる、ことが大事です。

音楽を使って脳を鍛えるためには**〝ちょっとしたコツ〟**がありますので、その方法を本書でご紹介していきます。**手軽に、簡単に、楽しく、**やってみましょう。

仕事や勉強を頑張っているけど、伸び悩んでいる。ここ一番で力が発揮できない。何事も処理速度が上げられない。認知機能の低下を感じている。認知症を予防したい。こんな方々は、ぜひ、心配することをやめて、日常で音楽を活用してみてください。

たとえば、**速いテンポの曲を、何かの作業前に聴くと、作業スピードが上がる。**

私の行なった実験では、こういったことがわかりました。速いテンポとはどんな曲か、なぜ作業前に聴くのか、ということはこれから詳しくお話ししていきます。

●現場で感じた音楽の力を、脳活動から検証していく

私は音楽と脳の関係を調べる研究者ですが、ＤＪでもあります。Ｄｒ・ＤＪ・ＡＴＳＵＫＯ名義で、長年ＤＪ活動を続けています。

ＤＪをやって驚くのは、音楽が人の行動を簡単にコントロールしてしまうことです。音楽の力を借りれば、人を盛り上げられる、クールダウンさせられる。**音楽には、人を変えることができる、すごい力があります。**現場で肌感覚でわかっていたので、音楽の力を使って、人の生活をより良くしようと、脳科学の視点から研究を行なっています。

●脳は、運動を引き起こしてナンボ！　だから、リズムで鍛えなさい！

また、認知機能を高めるには、運動をしてナンボです。**運動して、筋肉を動かすことで、脳に良い効果があるとわかっています。**音楽は、運動を誘発してくれます。リズムは、私たちが動きやすいようにサポートしてくれます。

大学生だけでなく、高齢者の方々や軽度認知障害、認知症の方々に実験に参加していただき、研究の成果がだんだん出てきました。もちろん、健常な方でも、本書の方法を行なうことで、認知機能と身体機能が向上することが期待できます。

本書に書かれていることを、すべて行なう必要はありません。好きなことをやってみてください。楽しむ気持ちを忘れずに、好きな音楽を使って実行してみましょう。

宮﨑敦子

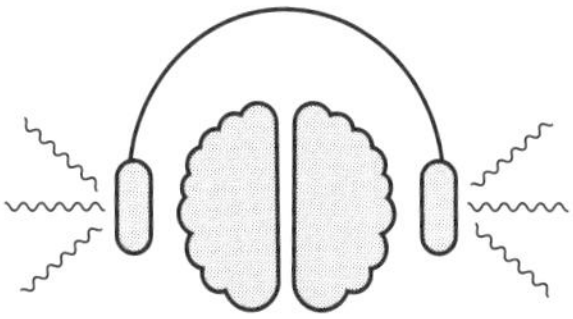

「聴くだけで脳が覚醒する音源」の説明と使い方について

※ダウンロードページについてもこの項目でご紹介しています。

本書に付属されている音源は、先行研究をベースに、私自身の音楽経験と実験結果を組み合わせて、研究の成果からもアイデアをもらって制作しました。

現状の私の知識をフル活用し、最も「認知機能を高める効果があるであろう」と考えてつくった音楽です。

この音楽をダウンロードして聴くと、

・**脳が覚醒《かくせい》する**
・**作業の処理スピードが上がる**

というメリットがあります。勉強、仕事、運動、家事……、生活全般の作業効率が上がるように、私なりに考えました。

●4曲の中から、好きな曲を選んで聴くから、作業スピードが上がる！

私はハウスミュージックのDJです。そのため、曲はハウスミュージックの構成になっています。

ハウスミュージックは、4つ打ちのリズムがベースとなります。**ドン、ドン、ドン、ドンという規則正しいリズムが入っており、誰でもリズムやテンポ（曲の速さ）がわかりやすい音楽**です。

本書の中でご説明していますが、速いテンポの音楽を聴くと、覚醒レベルが上がることが今までの研究でわかっています。

そして、速いテンポの音楽やリズムを聴くと、作業に必要な脳の場所の活動が早期にピークに至るため、作業効率が上がります。具体的には、**作業をこなすスピードが上がる**ということです。

この音楽は、短時間でさまざまなタスクをこなしたい人のために、１２６ＢＰＭの曲にしています。

１分間に１２６の拍を刻んでいる、ややテンポの速い曲だということです。聴くと、心拍数が上がるので、運動をする前に聴いても良い効果があるでしょう。

音楽は４曲あります。特に、１曲目「Ａｒｏｕｓａｌ」は本書のためにつくった書下ろしの曲で、テンポが速いだけでなく、長調（明るい）の曲にしました。先行研究から、テンポが速く、明るく楽しい気分になれる曲が最も効果があるという報告があったからです。

そして、ハウスミュージックはシンプルな構成なので、初めて聴く曲だとしてもすぐに展開に慣れやすく、作業効率アップの効果が得られやすいのです。

はっきりとしたキックに、疾走感《しっそうかん》あふれるシンコペーション、裏拍に入れたベースが後ほど表拍に出てきたりと、あなたの**覚醒をキープできるように工夫**してつくった曲なので、おすすめです。

ざっとすべての曲を聴いてから、好きな曲を選んで聴いてみてください。好きな曲でないと、音楽を聴くメリットを得られません。自分の気に入った曲でしか、覚醒効果は得られないということです。

4曲の中で、あなたの聴きやすいものを選んでください。ヘッドフォン、スピーカー、どちらを使ってもかまいませんが、しっかり聴こえる音量がおすすめです。

●仕事、勉強、運動……、作業前に聴くだけ

この音源は、作業を始める前に聴いてください。

勉強前、仕事前、運動前……。

とにかく、曲を聴いてから作業を始めてほしいということです。

ほとんどの人に効果があるのは、作業前のリスニングです。

ただ、BGMを聴きながらの作業に慣れている人は、ぜひ、どうぞ。シンプルなハウスミュージックの構成が、あなたの作業を邪魔せず、作業効率を上げてくれること

でしょう。

各曲、約7、8分ですが、**最後まで聴く必要はありません。**自分が聴きたいだけ聴いてから作業していただければ効果があります。

ぜひ、この音源を使い、勉強、仕事、運動、家事……、なんでも！

日常生活のすべての作業効率を上げてください。音源はＵＲＬ、ＱＲコード、どちらからでもダウンロードできます。さっそく聴いてみてください。

●音源の一括ダウンロードはコチラから

http://subarusya-linkage.jp/download/amb/mp3.zip

●1曲ずつのダウンロードはコチラから

【1曲目】Ａｒｏｕｓａｌ（Copyright by marimo Records 2023）

http://subarusya-linkage.jp/download/amb/Arousal.mp3

【2曲目】In The Beginning（Copyright by Nohashi Records 2012）
http://subarusya-linkage.jp/download/amb/InTheBeginning.mp3

【3曲目】Stroke（Copyright by Nohashi Records 2012）
http://subarusya-linkage.jp/download/amb/Stroke.mp3

【4曲目】Six Sense（Copyright by Nohashi Records 2012）
http://subarusya-linkage.jp/download/amb/SixSense.mp3

ダウンロードのＩＤとパスワード
【ＩＤ】subaru　【パスワード】music

目次

CHAPTER 3 前頭葉は、歌本カラオケで鍛えなさい！
～自宅でひとりで「音楽を聴く」＋「音読」の効果～

CHAPTER 4
脳と体を同時に鍛える「デュアルタスクトレーニング」入門
～聴く・模倣・有酸素の3つの効果！　聴き慣れた懐メロで踊る～

CHAPTER 5
ドラム・タイコをたたくと、実行力とコミュニケーション力が高まる！
〜気軽に好きにたたくだけで、脳は鍛えられる〜

プロデュース　森下裕士
本文デザイン・DTP　システムタンク（野中賢・安田浩也）
カバーデザイン　マツヤマチヒロ

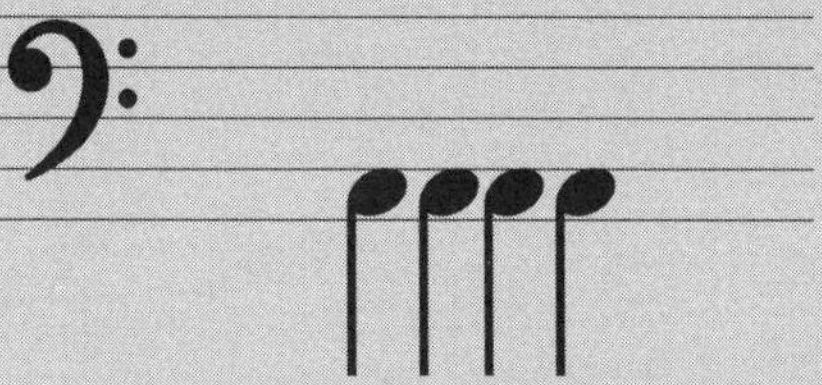

CHAPTER 1

音楽を使うと、効率的に頭がよくなる！

～仕事、勉強、コミュニケーション、
運動、加齢に効果アリ！～

なぜ、音楽は、人を簡単にコントロールできてしまうのか？

私は子どものころ、どうしてもディスコのＤＪになりたいと思っていました。私は福島の地方で育ちました。インターネットも普及していない時代です。ＤＪに関する情報に接することもなかったはずなのですが、なぜか、ディスコのＤＪになると決めていました。

ＤＪとは、クラブ（その前はディスコでした）やパーティーやイベント会場で音楽を流し、場の雰囲気をつくる人です。

自分で曲を選んで流し、人々の熱を高めたり、逆に、落ち着かせたりする、といったことをします。

ＤＪはフロアで踊る人たちの様子を見ながら、「もっと踊りたいのかな？」「少し休みたいのかな？」などストーリーを考えながら選曲していきます。

ＤＪは、たった１曲の音楽で、大勢の人の行動を変えることができます。

みんなを踊らせたいと思って選曲し、曲をかけると踊ってくれる。

みんなを盛り上げようと思って選曲し、曲をかけると盛り上がってくれる。

みんなにクールダウンしてもらおう、ドリンクを飲んでもらおうと思って選曲し、曲をかけるとドリンクを飲みながらリラックスした雰囲気になってくれる。

音楽を使うと、人の行動をコントロールすることがとても簡単です。これはとても不思議でした。


私は、大学で講義をするときがあります。しかし、90分あるいはそれ以上の講義中、自分の話に注目してもらって、話を聞き続けてもらうのは至難の業です。はっきり言って、学生や聴講者の行動をコントロールできません。

それと比較すると、音楽は、人をコントロールすることがとても簡単です。

私が「音楽と脳機能の関係を調べる研究者になった」理由を考えると、この不思議を解明したかったからかもしれない、と今では思います。

音楽というコンテンツは、たとえば、講義や授業というコンテンツより、人をコントロールするのが簡単。

音楽は、人の行動を変化させるためにすごく便利。

使い勝手がいい。

楽しい。

しかも、良くなった結果もわかりやすい。

だから、私は、音楽を使って脳の機能を向上させる研究をしています。

何歳でも、どんな人の脳でも変えられる音楽の力

音楽の刺激によって、脳のどんな機能が上がるのでしょうか。

音楽を「聴く」「歌う」「演奏する」という場合、脳のたくさんの領域が活動に参加しています。

もっとシンプルに、音楽の構成要素であるリズムを聴いているときの脳活動を調べると、活動が大きくなる脳の場所は決まっています。テンポが遅くても速くても、同

じ場所が活動します。

これは、多くの研究者がその報告をしていますが、**一番ユニークなのは、運動に関係する脳の場所が活動する**ことです。

音楽を聴くだけで、体の運動のコントロールができる。

メリハリのあるリズムで構成されているダンスミュージックは、聴くだけで踊りたくなりますね。踊りが苦手でも、リズムに合わせて足で拍子をとったり、手拍子したりするのは簡単にできますね。

リズムを感じている間、**私たちの体の動きは速く、なめらか**です。

リズムが、運動のタイミングを教えてくれているからです。

たとえば、このメリットはパーキンソン病による動きの難しさをサポートし、運動をうまく引き出すことができます。つまり、パーキンソン病やアルツハイマー型認知症のような神経変性疾患《しんけいへんせいしっかん》により、うまくできなくなった機能を、音楽が代償し、運動回路に刺激を引き起こし、リズムに対応した動きができるようにするのです。

脳の加齢に弱い場所でも、リズムを聴くと信号が伝わるのです。すごくないですか？

脳の機能が低下している人の、信号が行ってほしい脳の場所に音楽が信号を届けることができるのです。さらに、リズムに合わせて指でたたくような課題であるタッピングのうまさは、**聴覚処理やリスニング能力だけでなく、実行機能、作業記憶、空間認知、言語および知覚的スキルを含むさまざまな認知能力に関連しています。**

このようなリズム反応を利用した運動プログラムは、トレーニングによってうまくなります。内なるリズムの機能が困難になったパーキンソン病患者でも改善した報告があります。

●認知機能アップの研究成果

また、CHAPTER5で紹介しますが、重度認知症の方たちもドラム演奏が、みるみる上手になりました。

リズムを使うことで、認知症やパーキンソン病の方の脳機能を向上させられる可能性があるのです。

もちろん、**仕事や勉強、生活のための作業効率を上げることにも音楽は役立ちます。**

音楽は、まず私たちの**気分を変えます。**覚醒に関係する脳の場所、短期記憶や作業のパフォーマンスに関係する場所の活動を、リズムを聴くと引き出せます。その音楽が好きな曲で、良い気分になったなら、**覚醒レベルをアップ**します。

気分が良くて覚醒レベルが高ければ、**認知能力もアップ**します。

後ほど詳しくお話しますが、このような音楽効果の検証は、「モーツァルト効果」と言われ、よく知られている音楽の効果です。

私は、音楽を聴いたことにより、一時的に認知機能をアップさせるこの効果について、脳活動でも調べてみました。

また、音や音楽を使ったプログラムをつくり、健康な高齢者から重度認知症がある方に、実際にやっていただいて、認知機能や身体機能が改善する効果があるかどうか確認する介入研究を行なってきて、一定の成果が出てきました。私が研究した、その具体的な方法と効果をお伝えするのが本書です。

ＤＪのボスの不思議な世界観を科学で実証していく

私のＤＪのボスは、ニューヨーク、ブルックリン在住のホアキン・ジョー・クラウゼルという人です。

私の音楽と脳の研究は、このボスが「音楽について言っていること、やっていること」を、実験によって科学的に実証していっている側面もあります。

ジョー氏は、ＤＪや制作活動を通して**「音楽には人々をつなぐ力がある」**という信念を持っています。

実際、彼のＤＪプレイが生む一体感と熱気は、一夜にしてフロアを特別な絆《きずな》で結びつけ、明け方は多幸感で埋め尽くされます。

こうした音楽を通した絆の創出は、彼の持つ独自の才能と音楽に対する情熱があってこそ。

ジョー氏の音楽に対する姿勢は、他の誰のものとも違う特別なものです。

ジョー氏の音楽についての言動に影響を受け、私は「音楽と脳に関する研究」をしています。

「人の動きをコントロールすることができる音楽の不思議」を、科学的に解明しようとしているのです。

「音楽を使うと脳に良い」という根拠を示せるようになった理由

ｆＭＲＩ（磁気共鳴機能画像法）などの技術により、音楽と脳の働きの関係について調べることができるようになりました。脳の活動を可視化、つまり、見ることができるようになったのです。

近年では、ＭＲＩのような大きな計測器を使わずに、小型な計測器により日常に近い状態で、簡易に脳活動を計測する方法もあります。

そのため、音楽と脳についての研究をする人もたくさんいる状況です。

ＭＲＩという、脳の検査を行なうときに使う機械がありますが、これは脳の形態を見ることができます。

一方、脳の働き、脳活動の動きを見られるのがｆＭＲＩです。

ｆＭＲＩを用いると、脳の機能局在を明らかにすることができます。これは、脳のある場所が特定の機能を担っていることを確認することができる、ということです。

たとえば、人が認知テストをやっているときに、脳のどこがどのように活動するか、わかるようになりました。

つまり、**ある行動をしたときに、脳の〝どこで〟活動が起こっているのかがわかるようになった**わけです。

ｆＭＲＩの出現により、脳のどこで活動が起こっているのかが見られるようになったので、音楽と脳の関係もずいぶん調べやすくなりました。

脳細胞の活動が起こると、血液が必要になり、血液を呼びます。脳の血液が動く。

つまり、血液が集まった場所で脳活動が起こっているということです。

ｆＭＲＩの出現によって、多くの研究者がいろんな脳の研究を始めました。

高齢者の施設をつくりたかった私は、脳の研究をするずっと以前、肢体不自由学分《したいふじゆうがくぶん》野でリハビリテーションの研究をしていました。当時は高齢者が、介護が必要になるきっかけは脳血管疾患で、上肢《じょうし》や下肢《かし》の運動麻痺《まひ》が多かったためです。

当時ｆＭＲＩが出始めていましたが、私の周りにはそれを使って研究できる環境がありませんでした。脳が原因で運動麻痺が起こっているのに、脳に何もできないことを残念に思っていました。

ｆＭＲＩが出てきたことを知っていたので、脳の研究をしたかった。脳にアプローチして、障害の症状を改善する方法を探したかったのです。

そして、転機が訪れました。東北大学加齢医学研究所の川島隆太教授の研究室に入ることができたのです。川島教授は「脳トレ」を生み出した人です。

私は「音楽を使った脳トレもあるのではないか？」と研究を始めました。

「手軽」「簡単」「楽しい」が他の脳トレとの違い！

音楽の力によって脳の機能を上げるという手法ですが、やはり他の脳トレとはちょっと違いがあります。

先にも述べましたが、私の先生である川島隆太教授が「脳トレ」をつくりました。極端に言うと、**「脳のトレーニングで効率的に頭を良くする」方法**です。

トレーニングをすることで脳の機能が上がり、直接トレーニングしていない能力までもアップするようになります。これは素晴らしいことです。

脳機能が上がると、**勉強も仕事もプライベートも充実します。認知症リスク低減の効果も期待できるでしょう。**


音楽を聴いたり、音楽を使うことで脳機能が上がり、生活上の作業の効率が良くなる。認知機能を向上させ、低下することを予防できる。こういう作用があると私は思っています。

音楽を使う手法は、手軽で、簡単で、楽しい、です。

●モーツァルト効果のモーツァルトに限らず……

音楽を使った研究で、とても有名なものにモーツァルト効果があります。

モーツァルト効果は、『ネイチャー』という科学雑誌に載った有名な研究でしたが、〝再現性がない〟というのがオチでした。

モーツァルト効果とは、簡単に言うと、モーツァルトのKV448を聴くと、他の曲を聴いたり、何も聴かなかった人より、空間認識能力テストにおいて良い成績が出たというものです。

空間認識能力テストはＩＱテストに含まれている課題であったため注目されました。

ただ、いろんな研究室が同じように実験するのですが、研究室によって、結果が出たり出なかったりしました。あるいはシューベルトの楽曲でも効果があり、または音楽ではない物語（小説など）の読み聞かせで効果があった報告もあります。

つまり、**〝モーツァルト効果はモーツァルトに限らず〟というのが、研究上の欠落部分としてあった**のです。

そうして、モーツァルト効果は、似非《えせ》科学というジャンルに入ってしまい、信憑《しんぴょう》性《せい》が非常に低いものとなりました。

モーツァルト効果は再現性がない……。しかし、ＤＪをプレイする現場で、音楽を使うと人の行動を変えられる実感がある……。

だから私は、音楽が人間に与える良い効果を、科学的に研究し続けています。

脳の活動を上げるために、音楽を聴覚刺激ととらえて、外的な刺激として脳活動を上げるというアイデアは考えやすいでしょう。

脳の活動とは信号ですから、外から信号を与えれば、脳活動は上がりそうです。

これが、侵襲性《しんしゅうせい》ブレインマシーン・インターフェイスというようなジャンルの話です。

非侵襲でも、頭の外側から、八の字コイルを特定の脳の場所に当てて(経頭蓋磁気《けいとうがいじき》刺激法《しげきほう》)、脳活動を上げる、こういう研究もあります。

音楽でも、それと同じように脳に刺激を与え、認知機能を上げる可能性はあるはずだと考えて、私は研究をしています。

リズムがあると、神経疾患の方でも歩けてしまう

30年ほど前、パーキンソン病の方へのリズムや音楽を使ったリハビリの研究が出始めました。

パーキンソン病は、ハリウッド俳優のマイケル・J・フォックスがなったことで有名です。

パーキンソン病が進行すると筋肉がこわばり、歩行障害が起こります。

小刻みで、前かがみになるため突進歩行が起こり、また、最初の一歩が出にくい、すくみ足の症状があります。

しかし驚くことに、**リズムがあると、うまく歩ける**のです。

これを知り、私は認知症と音楽も相性が良さそうだと思いました。

そこで私は、音楽を使うことで、重度認知症の方でもできるプログラムや認知症予備軍、あるいは健常な方のための認知症予防プログラムをつくり、効果検証を行なうようになりました。

音楽を聴く、歌う、ダンスする、ドラムをたたく、という方法で脳機能を使い、体を動かすことで、認知機能や身体機能を上げる研究をし、少しずつ成果が出てきました。

どれも高齢者の方々が実際にできたことなので、あなたも安心して音楽を使ったトレーニングをやってみてください。

前頭葉の機能を上げるリズムの力とは？

リズムは、脳の活動を変えます。**リズムを感じながら音楽を聴く**。**リズムを感じながらプログラムをやる**。これが大事です。リズムがわかりやすい曲を聴く。歌本を使って歌う。リズムに合わせてダンスしたり、ドラムをたたく。簡単に言うと、**これが私の研究から言える、**

脳機能を上げる秘訣です。

「リズムを感じること」「リズムを感じないとできないこと」が、組み込まれている認知機能・身体機能向上プログラムを日々考えています。

研究から、現状で効果があるとわかったのが、曲を聴く、歌う、ダンスする、ドラムをたたくこと。次の章から、ひとつずつ詳しく、説明とやり方をお伝えしていきます。

●テンポの速い曲を聴く！（詳しくはCHAPTER2）

テンポが速い曲を聴いてから、物事や作業を行なう。

そうすると、脳が覚醒する。集中してやったときと作業の質は変わらず、かつ、作業のスピードが上がる。したがって、パフォーマンスが上がります。

●歌本を使って歌う！（詳しくはCHAPTER3）

歌本カラオケとは、歌詞の書かれたもの（本、カード、スマホなど）を見ながら歌うことです。自分で歌い出しに注意をして、タイミングを合わせて歌を歌う必要があります。

いくつもの歌い出しに、しっかりかり声を出さなければいけない。声だけではなく、音程もしっかり合わせなければならない。そして、脳トレ効果が高い音読同様に、脳に負荷をかけるので、しっかり効果的な脳トレになります。

●慣れ親しんだ曲で踊る！（詳しくはCHAPTER4）

ダンスは、音楽、歌詞、節、拍、それに合わせて振り付けがあります。そのタイミングでしっかり動くことになります。

タイミングを合わせて動くのは、レベルの高い動きをしていることになります。優れた脳のトレーニングです。

●ドラムをたたく！（詳しくはCHAPTER5）

ドラムをたたくことは、リズムを感じることそのものです。たたくだけなのに、認知機能を上げます。

特に、カラオケ、ダンス、ドラムのトレーニングを行なうことで、共通したメリットがありました。

それは、ＦＡＢのスコアが高まることです。ＦＡＢとは、前頭葉《ぜんとうよう》機能検査です。ＦＡＢは前頭葉の機能を評価するテストで、18点満点で構成され、得点が低いほど前頭葉の機能である実行機能がうまくできていないことを示します。

前頭葉は人間だけが大きく発達しています。動物にはできないが、人間ができることと。人間として生きる上で大事な働きを司《つかさど》っています。前頭葉は実行機能の中枢部《ちゅうすうぶ》分《ぶん》で、日常生活の多くの側面で不可欠な役割を果たしているのです。

しかし、前頭葉は加齢に脆弱《ぜいじゃく》で、その部位の脳の体積減少が顕著です。

音楽を使ったプログラムを行なうと、年齢を重ねている人でも、前頭葉の機能を改善します。

中でも抑制力、簡単に言うと、がまんする力は必ず鍛えることができます。先行研究では、適切な脳トレにより、もともと脳活動が高い人では特に、抑制力や処理速度が改善できると報告しています。

高齢者でも認知症があっても改善できたことから、音楽を使うことは多くの人の前頭葉の機能の向上をサポートしてくれることが期待できます。

曲を聴くことは簡単です。

ドラムもたたくだけなので簡単です。

カラオケ、ダンスは少し難しいと思うかもしれませんが、生まれて初めてダンスをやる方でも上手にできるようになりました。

FIDA JAPANというダンス組織のGOLD CUPは65歳以上の方が参加するダンスリーグです。参加者の最高年齢は90歳。

日本全国からたくさんの人々が参加して、ヒップホップダンスでバトルをします。

うまくやることではなく、やること自体に意味があるのです。

脳の力を引き出すなら、運動を引き起こしてナンボ！

音楽にはリズムがあります。脳にとっては、リズムが大事です。認知症がどんなに重症化しても、リズムを感じて反応する能力は残っています。リズムは、誰にでも認識できます。たとえば、重度認知症の方では、正しくメロディを理解することは難しいですが、リズム反応運動は残っています。

そして、リズムは運動を促します。

私たちが歌を歌うためには呼吸機能を使います。口回りの筋肉も使います。舌の筋力といった、嚥下機能《えんげきのう》に関わる運動をも引き出すことができます。

カラオケが運動というとおかしな感じがしますが、日常生活での活動が低下している高齢者なら運動効果があると考えられます。

ドラムも、たたくこと、つまり、運動を引き起こすことができます。ドラムを演奏するということは、腕を上げ下げすることが要求されます。

ダンスは有酸素運動で、有酸素運動をすると脳の海馬や筋肉から、脳の神経を育成したり、守るようなタンパク質が放出されます。

ダンスは有酸素運動の効果と、ダンスの振り付けを覚えてタイミングを把握し、体を動かすことが要求されるため脳トレ効果が非常に高いものです。

運動は絶対的に、脳に良い効果があります。

運動することで、脳が恩恵を受けることを忘れないでください。

私の研究は、音楽を使って体を動かすプログラムの開発と言えます。体を動かすと、脳にとって良い効果があります。

後ほど詳しい説明をしますが、運動が脳の体積、記憶力、実行機能を改善することが示されています。

運動が、脳の神経栄養因子を調節することによって、脳に有益な効果をもたらします。たとえば、ＢＤＮＦ（脳由来神経栄養因子）の産生を増加させます。ＢＤＮＦは、脳細胞を新しくつくったり、保護したり、神経を発達させたり、増やしたり、神経同士をつなげたりします。

脳のさまざまな働きを助け、私たちの脳機能を高めてくれる重要なタンパク質なのです。

これは、体を動かす、すなわち、運動することでつくられます。

だからこそ、私は、音楽という体を動かしやすい仕掛けを使って、運動を促すプログラムに注目しています。

日常にリズムを組み込むと、作業効率も上がり、脳も若返る！

リズムを使うことには、大きなメリットがあります。

認知症予防、認知症の進行を遅らせる効果はもちろん、さまざまな作業のパフォーマンスを上げる効果もあります。

歌ったり、ダンスしたり、ドラムをたたいたりする、いくつかのことを同時にしなければいけないデュアルタスクは、脳に最適な負荷をかけるとても効果のある脳トレです。

また、認知症になる一歩手前、軽度認知障害の人は、半分くらいしか模倣ができなくなるという論文があります。人のマネをする能力というのは、実は脳の高い能力なのです。

軽度認知障害や認知症の人は、人のマネをするのが難しくなります。

人のマネをするのは人間としてとても大事な能力で、人は人、自分は自分とわかる、そうしてはじめて人のマネができます。

このように、人がわかる、というのは大事な能力なのです。

マネをするためには、空間認知能力も必要になります。

今この空間でその人がどういう動きをしているか、というのを認識して、自分でもやるという能力だからです。

空間認知能力も加齢に脆弱で、ダンスで振り付けを習得するのは、認知症に関連する脆弱な脳の部分の能力を維持したり、高めるトレーニングとして有効です。したがって、これは認知症予防に効果が高いと思われます。

認知症予防効果はもちろん、パフォーマンスも上がる。
音楽を使うと、脳機能を高められます。
ぜひ、日常にリズムを感じる体験を組み込んでください。
仕事も勉強も作業効率が高まりますし、脳の若さも保つことができます。

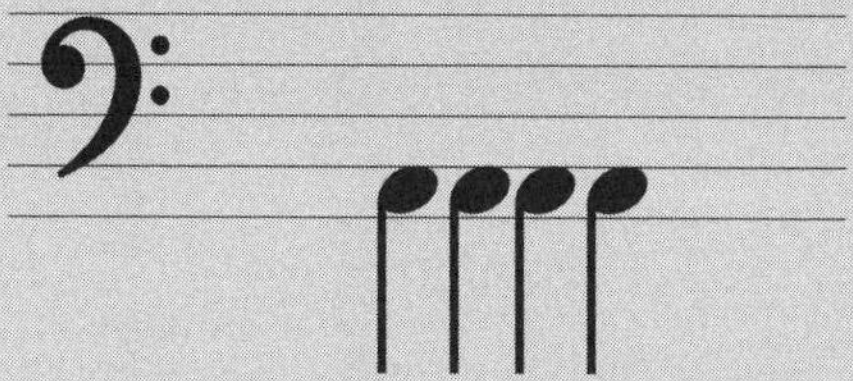

CHAPTER 2

この曲を聴くだけで、作業のパフォーマンスが上がる！

～どんな曲を、どんなタイミングで聴けばいいの？～

パフォーマンスを上げる曲の速さと、聴くタイミングとは？

サッカー、野球、バレーボール、格闘技など、ジャンルを問わず、スポーツ選手が試合の前に、音楽を聴いているシーンをよく見かけるのではないでしょうか。

また、仕事や勉強をするときに、音楽を聴くという人も多いでしょう。

これは、多くの人が、意識的にも無意識的にも、音楽の力を使って、モチベーションや集中力を高め、パフォーマンスを上げようとしているのだと思います。

どんな曲を、どんなタイミングで聴くことによって、パフォーマンスが上がるのか。
そのとき、脳の中でどのような変化があるのか。
私はこの疑問に答えるため、音楽と脳の関係を研究し、博士論文としてまとめました。
まず、結論を言います。

速いテンポの曲を、
作業をする前に聴く。

これが、最も脳機能を高め、作業効率を上げるとわかりました。
速いテンポの曲を、作業前に聴くと得られる効果は次の2つです。

・脳が覚醒する
・短期記憶に必要な脳の場所の準備が早く整い、その結果、早く答えることができる

●脳が覚醒し、短期記憶の能力が上がる

まず、音楽には、聴く音楽の種類に応じて覚醒レベルが上がる効果があります。**自分が好きな曲を聴いたとき、気分が変わりますよね。**

次に、短期記憶の能力が高まります。

「一時的に何かを覚えて、作業する」という短期記憶の能力は、私たちが日常生活を行なう上で必要不可欠な力です。

仕事や勉強の作業では当然ですが、会話や読み書きにも短期記憶の能力は必要です。

速いテンポの曲を、短期記憶課題の直前に聴くことで、短期記憶のパフォーマンスが高まります。

生活全般のパフォーマンスを上げられる可能性がある、ということです。

ぜひ、仕事や勉強、家事でもなんでも、作業をする前にアップテンポの曲を聴いてみてください。

音楽を使う脳トレのメリットとは？

私の「音楽と脳の研究」は、脳トレで有名な東北大学の川島隆太教授の研究室でスタートしました。川島隆太教授は、世界の脳機能開発研究の第一人者です。

脳トレとは、誤解を恐れずに言えば、**「効率的に頭が良くなる方法」**です。

ここで言う、「頭が良くなる」とは、作業効率を上げるということです。つまり、**認知と行動のパフォーマンスを上げる**ということになります。

音楽と脳の関係に興味があった私は、**効率的に頭が良くなる脳トレの「音楽バージョン」を研究**することにしました。

音楽を使った脳トレを開発できれば、最も簡単で、楽しい脳トレができると思ったからです。

音楽を聴くだけで、脳が鍛えられれば簡単。歌ったり、演奏したり、踊ったりして、脳が鍛えられれば楽しい。

先にも少し触れましたが、音楽によって作業効率が上がるという研究には、「モーツァルト効果」という、とても有名な研究があります。

モーツァルトのKV448という曲を聴いた後に、空間認知課題を行なうと、課題の成績が上がるという研究です。

空間認知能力とは、ある空間での、物体の位置や大きさ、形、位置関係などを認識する能力のことです。

空間認知課題は、IQを測定するテストに含まれている課題です。通常、IQは、人が生きている間、あまり変化しないと考えられています。

しかし、モーツアルト効果を発表したフランシス・ラウシャー氏らは、KV448を聴いた後に空間認知のテストを行なうと、得点が上がったというのです。簡単に言うと、モーツァルトの曲を聴いただけでIQが上がったというのです。

●なぜ、モーツァルト効果は似非科学と言われるのか？

ここで、モーツァルト効果のオリジナルの研究について、しっかりお話ししておきましょう。

1993年、カリフォルニア大学アーバイン校の心理学者フランシス・ラウシャー氏らは実験を行ないました。

36人の学生を、曲を聴くか無音の3つのグループに分け、空間認知テストを行なったのです。

ひとつ目のグループには、モーツァルトのKV448を聴かせました。

2つ目のグループには、リラクゼーションテープと呼ばれる、遅いテンポの曲を聴かせました。

３つ目のグループは、無音状態でテストまで待ちました。

10分後、３グループに、空間認知のテストを行ないました。

すると、モーツァルトＫＶ４４８を聴いたグループは、他のグループよりも、8、9点平均スコアが高かったのです。

この結果は、認知的作業の前にモーツァルトのＫＶ４４８を聴くと、パフォーマンスが向上することを示しました。

この研究結果は、科学学術雑誌の最高峰『ネイチャー』に掲載され、一躍有名になりました。

非常に有名な研究となったので、いくつかの研究室がモーツァルト効果を研究しました。しかし、効果が出たり出なかったりします。つまり、効果があるのかどうかが、よくわかりません。

こういう経緯で、モーツァルト効果は、眉唾《まゆつば》科学、似非《えせ》科学と言われるようになってしまいました。

メロディ？ テンポ？ どっちが脳に効く？

モーツァルト効果が発表されてから時は経ち、脳活動を計測したり、見たりすることができる時代になりました。

私が音楽と脳の研究を始めた2010年ころ、モーツァルト効果の脳活動を計測して実験している論文はまだありませんでした。

脳の反応を見る研究を行なわないと、「音楽と脳機能の関係は、結局よくわからないままだな……」と思っていました。

そこで、私は、モーツァルトのKV448を使って、音楽と脳の関係を調べてみようと考えました。

KV448は、ピアノの曲です。ピアノは打楽器の一種ですから、リズムを把握しやすい曲だと言えます。

「これは速いテンポの曲だ！」「これは遅いテンポの曲だ！」というように、曲の速さを認識しやすいということです。

また、KV448のメロディは二長調でとても明るく、2台のピアノで演奏するため、華やかな印象を与えます。

まず私は、**音楽が脳の機能を上げる理由が、「メロディの効果なのか」「テンポの効果なのか」ということを比較して、つきとめてみようと考えました。**

音楽を聴くと、聴覚を司る脳の場所、運動を司る場所、感情を司る場所、言語活動を司る場所と、脳の領域のほとんどを活動させてしまいます。曲のメロディを聴いたときに活発になる脳の場所がわかりにくいということです。

そのため、メロディが重要なのか、テンポが重要なのか、明確にわかっていませんでした。

私は、メロディあり、メロディなし、速いテンポ、遅いテンポ、無音という5条件を設定し、脳活動にどんな影響があるのかを実験しました。

メロディなしとは、メロディありで準備したKV448の曲と同じ速さでリズムだけをメトロノームでとったものを聴いてもらう、ということです。

●5条件を用意して〝抜かりなく〟実験

くり返しますが、実験には、モーツァルトのKV448という曲を使いました。

この曲を150BPMにしたもの【条件1】、60BPMにしたもの【条件2】、メトロノームのように150BPMでテンポだけとったリズム【条件3】、60BPMでテンポだけとったリズム【条件4】、そして、無音【条件5】を用意しました。

たとえば、150BPMとは、1分間でテンポを150拍刻むということです。もっとイメージしやすく言うと、たとえば、1分間でドン、ドン、ドン、ドン、というような音が150回鳴るということです。

これらを聴いてもらった後、短期記憶の課題を行ないました。

短期記憶課題は、「3、5、1、7、9、2、8」などの7個の数字を覚えた後に、「4はありましたか?」というような問いに答えてもらうテストです。

このとき、「なかった」と答えられたら、ないものを〝ない〟と判断できたので、正答となります。

もしくは、「5はありましたか?」というような問いに答えてもらうテストです。

このとき、「あった」と答えられたら、あるものを〝ある〟と判断できたので、正答となります。

●短期記憶で使う脳の場所と、音楽のメリットを得られる場所は同じ

この研究でわかったことは、人は「アップテンポな曲を聴いた後で短期記憶の課題をすると、作業効率が上がる」ということです。

メロディがあっても、メロディがないリズムだけのものでも、60ＢＰＭよりも１５０ＢＰＭのほうが短期記憶課題の処理速度が上がりました。よって、**メロディはあまり重要ではない**ようです。

つまり、テンポが速い曲を聴いてから作業をすると、パフォーマンスが上がるということになります。

特に、打楽器が多く使われているテンポの速い曲はおすすめです。

テクノ、ハウスというジャンルの曲は、４つ打ちのリズムでつくられています。低音で規則正しい、ドン、ドン、ドン、ドンというキック（ビート）が入っています。

同じキック音が続いていて、リズムが認識しやすいと言えます。したがって、曲の速さも認識しやすい。

曲の速さがわかりやすいと、ビートを知覚する脳の領域がしっかり反応します。

先に簡単に条件を紹介しましたが、私の研究では、１５０ＢＰＭというすごく速いテンポの曲（１分間で１５０回テンポを刻むＫＶ４４８）と、60ＢＰＭという遅いテンポの曲（１分間で60回テンポを刻むＫＶ４４８）とで、脳の反応を比較しています。

速いテンポの曲を聴いても、遅いテンポの曲を聴いても、脳の活動の場所は同じです。短期記憶課題をこなすためには、左下前頭回《ひだりかぜんとうかい》（ＩＦＧ）という場所が重要な働きをします。

速いテンポの曲やリズムを聴くと、遅いテンポの曲やリズムを聴くときよりも、短期記憶課題中の脳活動が、左下前頭回で早いタイミングで活動し、短期記憶課題への処理速度が上がりました。

私の研究は、世界で初めて、短期記憶におけるモーツァルト効果をＭＥＧ（脳磁図）で計測し、脳科学的に調べました。音楽を聴いた後に短期記憶課題のパフォーマンスへの効果を調べるために、脳の活動を調べたということです。

速いテンポの曲を聴いても、遅いテンポの曲を聴いても、短期記憶課題のスコアには違いはありませんでした。参加者は大学生。問題が簡単すぎて、全員が高得点を取ったためです。

しかし、作業の速度に違いがあり、速いテンポの曲を聴いた条件では、遅いテンポの曲を聴いた条件よりも**早く正しく答えることができていました**。つまり、精度は変

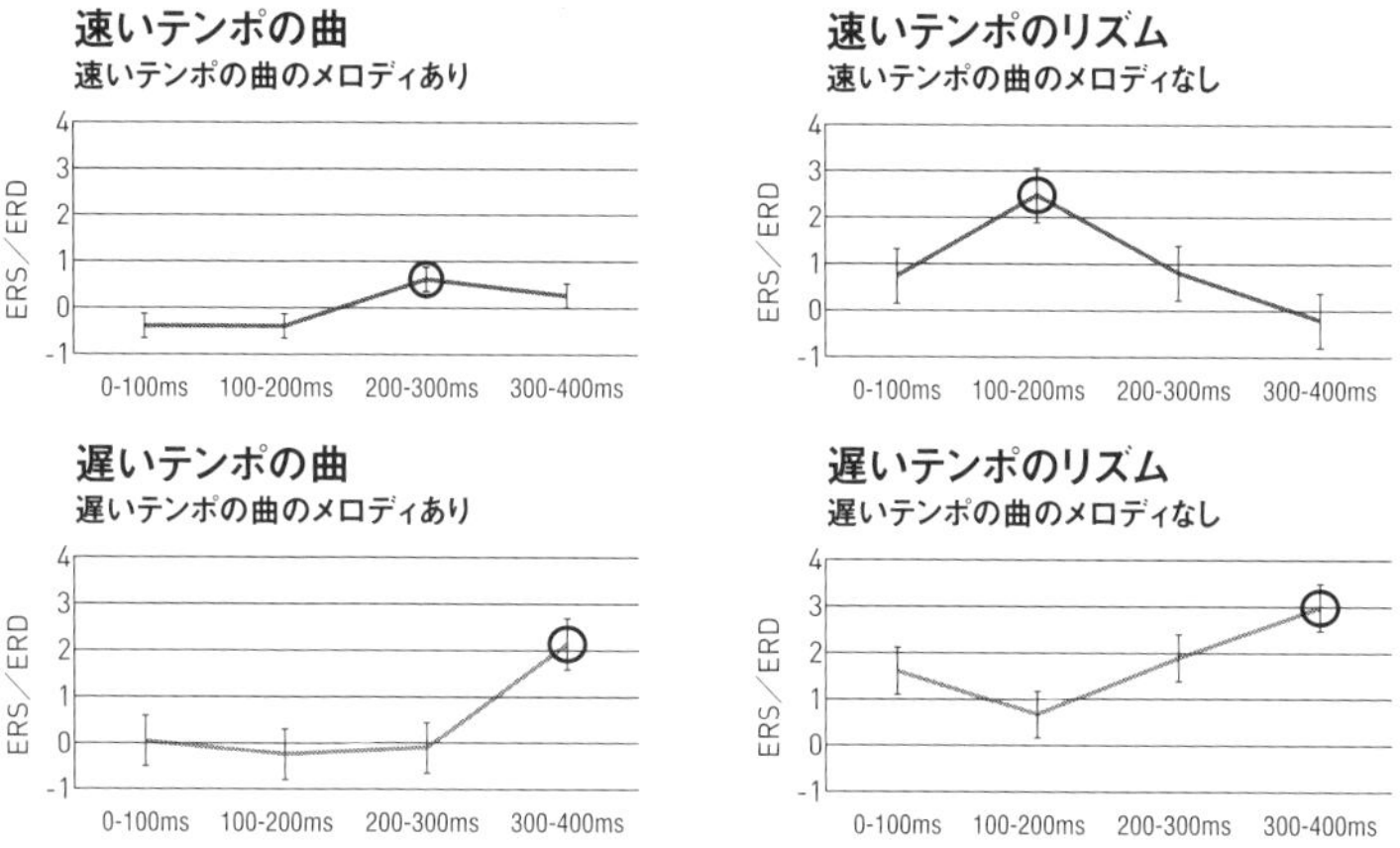

えずに早さを変えていたことになります。

このとき、短期記憶課題中の脳活動の反応速度に違いがみられました。

速いテンポの曲や速いテンポのリズムを聴いた後の短期記憶課題中の脳活動のピークは、それぞれ200～300ms、100～200msで起こります。遅いテンポでは、300～400msで脳活動のピークが起こります。1秒は、1000msです。

速いテンポの場合、遅いテンポの場合より、左下前頭回での脳活動がピークに達する時間が早まるということです。

そのため、左下前頭回の活性化を必要とする短記憶課題を答えるスピードが上がったと考えられます。

速いテンポの曲を聴くだけで、早く脳活動を引き出せます。パフォーマンス向上のメリットがあります。

速いテンポの曲を聴いてから作業をすることが、作業効率の効果を上げる秘訣です。

私のこの研究では、ｆＭＲＩではなくＭＥＧ（脳磁図）を用いましたが、それには理由があります。

ｆＭＲＩで計測するメリットはもちろんありますが、ＭＲＩ撮影中には継続して大きな音が鳴ります。

一方、ＭＥＧは、時間解像度が高く、計測時に無音のため、音楽と脳を研究する私の実験に向いています。

今回は、シンプルなリズムのみの音刺激があったため、ｆＭＲＩは音楽聴取を用いた私の実験には不向きでした。ＭＥＧは、実験の計測中に大きな音が鳴らず、私の研究には理想的だったのです。

BGMって、本当に効果あるの？

音楽とパフォーマンスに関する研究には、曲を聴いた後と、曲を聴きながら（聴いている間）の効果を調べる実験があります。

曲を聴いた後と、曲を聴いているときの作業効率について調べる研究があるということです。これは、**音楽を聴くタイミングの違いについて、調べている**ということになります。

先にご紹介した私の研究のように、曲を聴いた後に作業をしたときの効果を調べる研究があります。モーツァルト効果です。

一方で、ＢＧＭの効果を調べる研究もあります。ＢＧＭとは、バックグラウンドミュージックですから、音楽を聴きながら作業をするということです。あなたも、一度は、音楽を聴きながら勉強や仕事をしたことがあるのではないでしょうか。

このＢＧＭ効果も、モーツァルト効果と同様に、「効果がある」という研究結果と「効果がない」という研究結果が混在しています。

これまでの研究で、ＢＧＭに効果がなかった理由には、さまざまな原因があります。

まず、**曲に対しての好き嫌いの影響**があります。

次に、**性格の問題**も関わっています。

特に、内向的な人はＢＧＭの音楽が弊害になる、邪魔になる傾向にあるようです。

また、音楽を演奏する習慣があるかどうかも、効果に関わっている可能性があるようです。音楽を演奏する習慣がある人は、曲中の自分の楽器のパートに気が取られ、ＢＧＭが邪魔になるのでしょう。

曲を聴きながら作業をすると、作業をするときに使う脳の場所と、曲を聴くときに使う脳の場所が、干渉するようなのです。

ＢＧＭを聴きながら作業をすると、音楽が作業の邪魔になる人が多いということです。つまり、**ＢＧＭで作業の効果が高められるかどうかは個人差が大きい、**ということになります。

ではなぜ、曲を聴いた後に作業すると、効率が上がるのでしょうか。

それは、曲を聴くことが、**脳活動のウォーミングアップになって、そのおかげで作業効率が上がる効果が得られる**のだと考えられます。

●「聴く↓作業」でみんなに効果アリ

私の実験は5条件で行なったと先に述べました。メロディが短期記憶課題に必要な脳の活動を邪魔するかもしれないので「メロディがなく、リズムだけを聴いてもらう条件」をつくることで、「速いテンポの条件」をつくって実験したのです。

作業前に、ＫＶ４４８の曲の速さで、リズムだけをメトロノームでとったものを聴いてもらったということです。

みなさん、メロディがあってもなくても、遅い曲を聴いた条件よりも、速い曲を聴いたほうが、短期記憶の課題に早く答えていました。

そして、脳活動のピークに到達するタイミングが明らかに早かったのです。

メロディがあってもなくても、テンポが速い曲を作業前に聴くことでパフォーマンスに効果がありました。

先に聴いて作業するにしても、BGMを聴きながら作業するにしても、テンポが作業能力に作用する報告は多くありました。また、どちらの条件でも、遅いテンポの曲だと速いテンポの曲よりも効果がない、あるいは作業が遅くなると言われていました。

テンポというのは、作業効率を上げるために重要なポイントなのです。

また、自分が好きな曲、聴き慣れた曲、社交的な人、音楽をよく聴く習慣がある人では、BGMは作業の邪魔をしないようです。

とはいえ、誰にでも効果が得られそうなのは、「聴いてから作業する」ほうです。

ビートを感じると、脳が覚醒し、運動もうながされる

人は、ビートやリズムを感じると脳の運動前野が活動します。

運動前野と運動野は名称が似ていますが、運動野は、運動前野の後ろにあります。逆に言うと、運動前野は運動野の前にあります。

私たちが運動をするときには運動野の活動が必要ですが、運動野の手前にある運動前野は、運動を行なうための準備などを担当しています。

ビートやリズムが明確な曲は、**聴くだけで運動前野の活動を引き起こします。**

そして、**テンポが遅い曲よりも、速い曲のほうが大きな脳活動を伴います。つまり、速いテンポの曲を聴くと、運動準備がよりしっかりできるというメリットがあるのです。**

●覚醒は作業効率を上げる

また、ビートの認識には、下頭頂《かとうちょう》小葉《しょうよう》も活動します。

ここは、覚醒を促す脳活動が行なわれる場所です。人は寝るとき、下頭頂小葉の活動が下がらないと寝られません。

覚醒は、もちろん作業効率に影響を与えます。

つまり、**ビートを聴くだけでメリットがある**と言えます。速いテンポの音楽を聴くと、短期記憶だけではなく、覚醒の効果も得られるのです。

初心者は4つ打ちで、上級者は裏ノリで、脳を活性化させよう！

4つ打ちのリズム（ドン、ドン、ドン、ドンというビート）が入った曲。打楽器が使われている曲。

こういった、テンポを認識しやすい曲を聴いてから、勉強や仕事などの作業を行ないましょう。

日本人は、三拍子の音楽に馴染《なじ》みがないので、そういった曲は避けたほうがいいかもしれません。三拍子とは、強・弱・弱のテンポで、日本人には認識しづらいテンポです。

私としては、ドン、ドン、ドン、ドンというテンポの4つ打ちの曲がおすすめです。一番わかりやすいのは、私のDJの得意分野、ハウスミュージックです。多くの人がハウスミュージックには馴染《なじ》みがないと思いますが、リズムを簡単に認識できるので、作業効率を上げるために、ぜひ聴いてみてください。

●裏ノリは感じられれば効果アリ

4つ打ち以外では、裏ノリで曲を聴くことにも効果があると言われています。音楽は、ドンとドンのリズムの間に音が入るとグルーヴが生まれます。簡単に言うと、曲がかっこよくなるわけです。

代表例で言えば、ジャズには裏ノリが入っています。

ただ、裏ノリの曲は、音楽をよく聴く人や楽器を演奏する人はうまく認識できるのですが、それ以外の人はなかなかうまく認識できません。

ダンスなどでも、ドン、ドン、ドン、ドンというテンポでステップを踏むのは簡単ですが、裏ノリを入れてダンスをすると急に難しくなります。私たちは、裏ノリが苦手だと言えるでしょう。

実は、表の拍をとってるときと、裏の拍をとっているときの脳活動には違いがあります。裏のリズムをとるときには、より強い脳活動が必要になります。脳に負荷がかかるからです。

裏ノリをとりながら曲を聴いて、作業効率を上げるのは、上級者のテクニックと言えるかもしれません。

資料、教科書、書籍……、この遅いテンポの曲を聴くと読解力が上がる

人と音楽の関係は長い歴史を持ちます。心の充足感を得るため、感情やコミュニケーションのため、運動や作業の継続のため、仕事や勉強の効率を高めるため。音楽は、日常生活を支える認知機能を促進している可能性がありそうです。「では、曲を聴いたときのメリットを、脳の活動で調べてみよう」と考えて書き上げたのが私の博士論文で、この章でご紹介した内容です。

この章の最後に、話をまとめておきます。

BGM効果は、性格や音楽習慣によって、つまり、人によって効果に違いが出ます。そう考えると、**曲を聴いた後に作業したほうがいいでしょう。**

私の研究では、曲を聴いてから課題に取り組んでもらいました。

そして、**メロディがあってもなくても速いテンポの曲を聴くと短期記憶課題中の脳が早く活動しました。**

内向的かどうか（性格診断のテストを行ないました）、音楽習慣があるかどうか、この曲が好きかどうかを考慮して、それが影響を与えないように解析を行なって効果があったので、ほとんどの人で、音楽を聴いた後であれば、短期記憶の能力アップが期待できます。

テンポの速いハウスミュージックを短時間でもいいので、聴いてから作業を始めてみましょう。付属の音源は、ハウスミュージックなので、ぜひ活用してみてください。

最後に、実は遅いテンポの曲を聴くことに全く意味がないかというと、そうでもありません。

先ほどの裏ノリの話が関係してくるので、少し上級者の方法ではありますが、遅いテンポの曲で、裏打ちでリズムをとりながら聴いた後では、読解力の向上がみられました。

ただし、裏ノリのテンポをうまくキャッチしてください。

資料読み、読書、教科書読みなどをする前に、遅いテンポの曲を聴きながら、裏ノリを意識すると効果があるので、チャレンジしてみてはいかがでしょうか。

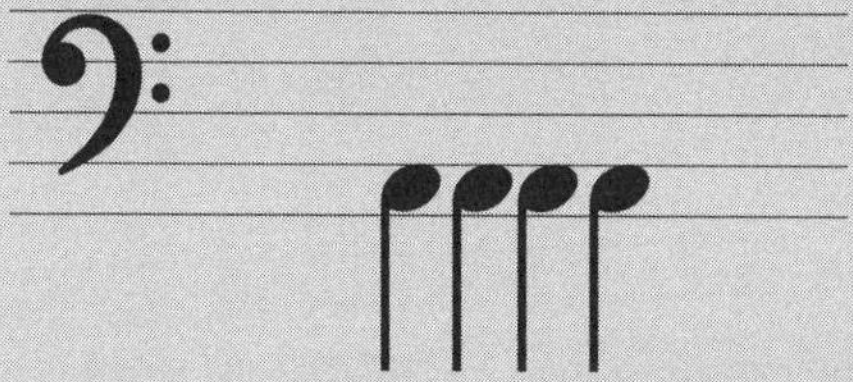

CHAPTER 3

前頭葉は、歌本カラオケで鍛えなさい！

〜自宅でひとりで「音楽を聴く」＋「音読」の効果〜

歌い出しを「自分で把握」するから意味がある！

多くの人が、一度は、カラオケを楽しんだことがあるのではないでしょうか。カラオケは、日本発のエンターテインメントで、余暇《よか》の過ごし方としてとても人気が高く、国内外で普及しました。自分のお気に入りの曲を選び、みんなの前でパフォーマンスを披露《ひろう》することで、音楽の楽しさを身近に感じられます。

カラオケは、ちょっとした工夫で、認知機能を高めることができます。後ほど説明しますが、ある歌い方で**脳の前頭葉を鍛えることができる**からです。

前頭葉は人間として、言い換えれば、あなたらしさについて機能している大切な脳の場所ですが加齢の影響でその働きは衰えます。

しかし、いくつになってもいつでも鍛えることができます。鍛えられると、思考力や判断力、意思決定力が向上します。そのほかにも、作業効率が上がり、感情コントロールもやりやすくなります。

仕事、勉強、コミュニケーション……、生活全般で前頭葉の力は役立ちます。

また、加齢の影響を受けやすいのが、お口の働きです。オーラルフレイルと言います。お口の衰えから口の機能低下のみならず、食に関する機能の低下、さらには、心身の機能低下につながります。

同様に呼吸に関する筋肉も加齢に脆弱で、健康な高齢者でも胸壁が固くなり、肺の動きが制限されるため、呼吸機能が低下します。

カラオケをすると、前頭葉が鍛えられるだけではなく、舌の筋力や呼吸の能力を高めることもできます。話したり、食べたり運動するための能力が上がるということです。

これは、高齢者には特にメリットがあります。舌の筋力と呼吸の能力が上がると、物を食べる力が上がるからです。長い人生、おいしく食べることは大切です。

さらに、私の実験では、軽度認知障害（ＭＣＩ）の方が、このカラオケをしたところ、認知機能の改善効果がありました。

軽度認知障害とは、認知症の前段階で、認知症になる一歩手前の段階と言われています。つまり、認知症ではないけれど、健常な状態でもないグレーゾーンの段階です。

●自宅だから「認知」と「運動」の能力を同時に上げられる

カラオケは、脳と体を同時に鍛えられる一石二鳥のトレーニングです。

この章で紹介する「歌本カラオケ」は、わざわざカラオケ店に行く必要がありません。むしろ、家でカラオケをすることで、前頭葉を鍛えることができます。

よく曲を聴いて、歌詞の歌い出しを把握し、しっかり歌い出す。これが、脳に良い負荷をかけ、脳を鍛え、認知機能を向上させてくれます。

脳トレとしてのカラオケは、歌い出しのタイミングを、自分で把握し、歌い出すことが重要です。

歌いたい**曲をかけて、カードや本、スマホを使って歌詞を見ながら、自分で歌い出しのタイミングをつかんで歌うことがポイント**です。

カラオケ店のように、文字に色がついていき、歌い出すタイミングがわかってしまうと、認知機能を高める効果が下がってしまいます。歌いやすいということは、脳のトレーニングになりにくいからです。

ぜひ、歌本カラオケで脳を鍛えてみてください。音楽をかけて、歌詞本や歌詞カードを見ながら歌う。準備もいらず、手軽に認知機能を高めることができます。

ひとりでできるので、他人に歌声を聴かれたくない人も、気にせず楽しめます。

「曲を聴く効果＋音読」、両方の効果が得られる最高の脳トレ

私がカラオケと脳の関係を調べようと思ったのは、川島隆太教授が開発した音読の脳トレに影響を受けたからです。

音読というのは、当然ですが、本を見て、声を出して文章を読むことです。

言葉を読むというのは、人間に備わっている特殊な能力です。音読をしているとき、人間の脳は多くの場所が強く活動します。

川島教授は、脳を活動させるために「言葉や数字を使う」ということを発見しました。そして、音読や計算を用いたプログラムによる学習療法を開発、認知症の方、あるいは認知症予防のために使われています。言葉は、脳の活動を引き起こしてくれます。言葉を見たり、言葉を発したり、文章を読んだりすると脳活動が起こります。文章を黙読するよりも、口に出して読むときのほうが、脳活動は活発になります。

音読をすると、前頭葉もより使います。

これは、川島教授の音読トレーニングの研究でわかったことです。音読すると「前頭葉のトレーニングになる」というのは川島教授のプログラムです。ベストセラーになった書籍があったり、ゲームになったり、学習療法というプログラムだったり、音読のすばらしさは多くの人がすでに知っていることでしょう。

本を音読しているときの脳は、黙読をしているときよりも、脳がより強く働きます。音読をすると、物を見る働きをする視覚野、漢字の知識が貯蔵されている下側頭回《かそくとうかい》、言葉の意味が貯蔵されている角回《かくかい》、言葉を理解するときに働くウェルニッケ野が働き、言葉を発するときにはブローカ野が働きます。また、考える、記憶する、アイデアを出す、感情をコントロールする、判断・応用するという、レベルの高い働きをする前頭葉の最前の部分である前頭前野が左右の脳で活発に働きます。音読スピードが速いと、前頭前野がたくさん働くこともわかっています。

ここで、CHAPTER2の私の研究を思い出してください。

意識しているしていないにかかわらず、リズムを感じると脳が活動する。曲を聴いてタイミングを認識することと、音読が組み合わさったものはなんでしょう。

そうです。歌本を使ったカラオケです。さっそく私は、歌本カラオケの研究を行なってみました。**脳活動をサポートする音楽と、音読という脳トレを組み合わせることで、最高の脳トレができるのではないかと思ったのです。**

12週間にわたり、平均年齢82・4歳の男女で軽度認知障害の人々に、歌本カラオケトレーニングを行なってもらいました。

そこでわかった認知機能への良い効果を、この章でお話ししていこうと思います。

カラオケ店と少し違う歌い方が脳トレになる！

歌本カラオケは、歌い出しのタイミングを自分で把握することが重要です。

カラオケ店で歌うときには、画面に歌詞が出てきて、歌いやすいように文字に色がついていきます。つまり、歌い出しのタイミングがわかるようになっているのです。

うまく歌うためだったり、楽しむだけならこれでいいのですが、脳トレの観点からすると、あまり効果がありません。

歌いやすくなっていると、脳への負荷が弱くなるので、脳を鍛える効果としてはイマイチになってしまいます。

脳に良い負荷をかけるカラオケ法を考えると、音読トレーニングのように、本を使ってカラオケをする方法になります。

つまり、曲を流しながら、歌詞の書かれた物（本、カード、スマホなど）を見て歌う方法が効果的です。

歌い出しのタイミングを自分で把握してしっかり歌う。これは、効果の高い脳トレになります。

歌い出しには、いくつかの種類があります。

曲のど頭（最初）に歌い出すタイミング。間奏が終わって歌い出すタイミング。一文を歌い終わった後の、次の文の歌い出しのタイミング。

この歌い出しを把握してしっかり歌うことで、脳をしっかり使うことになります。

たとえば、「作業効率を上げる　すごい音楽脳」という歌詞があったとします。

このとき、出だしの作の「さ」、すごいの「す」をしっかりとらえて歌うことがポイントです。歌い出しのタイミングを把握して、最初の文字を大きく歌うと脳に良い負荷がかかりますし、かっこよく聴こえます。キメるところでキメるのです。

これは、自分で曲の構成や歌うタイミングがわかっていないとできないことです。

曲の流れ、時間軸を、自分で把握し、歌い出しをしっかりとらえて、しっかり声を出すと、脳が鍛えられ、認知機能が上がります。

カラオケ店で歌うときとは少し違う歌い方が、脳トレになるということです。

カラオケ店のカラオケマシーンを使わないことで、歌うことの難易度が少し上がります。これが、歌本カラオケのメリットです。

そう考えると、教科書を使った音楽の授業で歌を歌うことは、脳にとても良いことをしていたのかもしれません。

歌本カラオケで軽度認知障害の方の認知機能が改善

このような方法でカラオケをすると、前頭葉が鍛えられます。

私自身、実験をしてみて、脳へ良い負荷がかかり、前頭葉のトレーニングには最高だと思いました。

先にも少し触れましたが、歌本カラオケの実験には、軽度認知障害という認知症の一歩手前の段階である方々に参加してもらいました。

厚生労働省の軽度認知障害の定義は、次のようになっています。

・年齢や教育レベルの影響のみでは説明できない記憶障害が存在する
・本人または家族によるもの忘れの訴えがある
・全般的な認知機能は正常範囲である
・日常生活動作は自立している
・認知症ではない

軽度認知障害の方は、運動を使った療法など、**適切な治療や対応をすれば、健常に戻れる可能性があります。**ただし、そのまま放置すると認知症になるリスクがとても高いです。

軽度認知障害の方々の認知機能改善のトレーニングとして、カラオケはとても良いトレーニングです。

●3カ月で明らかに前頭葉の力が変化

私は、次のように、実験を行ないました。

週に1時間のカラオケセッション。

それにプラスして、週に1時間の練習をしてもらいました。

1週間のうちに1時間になるようにすればよいのです。たとえば、20分に分け、好きな曜日に3回、行なってもらいました。

これによって、音読同様に、前頭葉の機能が改善するかを検証したのです。

結果は、カラオケをしていないグループよりも前頭葉の機能テストの得点が3カ月で明らかに上がりました。認知機能が改善したのです。

歌本カラオケは、認知症予防になり、軽度認知障害の改善にふさわしいトレーニングのひとつだと考えられます。

進化する吹き矢！筋力、呼吸の能力まで鍛えられる

歌本カラオケの効果は、認知機能の改善だけにとどまりません。身体機能、運動能力にも良い効果があります。

軽度認知障害の方々にカラオケをしてもらうと、カラオケをしていない人たちと比べて、まず、**舌の筋力がとても上がりました。**さらに、**呼吸の力も改善しました。**

肺に出入りする空気の量を調べるスパイロメーターという機器を使い、呼吸機能の

テストをしてもらいました。

すると、1秒間にたくさん息を吸う力が大きく改善していました。

息を吐くトレーニングは、吹き矢、巻き笛、風船などを使えばできます。

しかし、息を吸う能力が改善できるトレーニングはなかなかありません。カラオケは、息を吸う能力が改善できるトレーニングコンテンツです。

週に1時間のカラオケと、1時間のカラオケの練習を行なうと、舌の筋力と呼吸機能が改善します。

舌の筋力、呼吸の能力は、食べ物を食べる能力にも関係します。高齢者にとっては特に、物をしっかり食べられることは大変価値があります。

カラオケは、脳だけではなく、舌の筋力や呼吸の能力などの身体能力も高めるのでおすすめです。

●VR空間で呼吸機能をトレーニング！

最近、私が所属する身体情報学分野で取り組んでいる研究の中に「VR吹き矢」があります。実際の吹き矢は、高齢者に人気のあるリクリエーションです。「ＶＲ吹き矢」はバーチャルリアリティ（ＶＲ）空間の中で吹き矢をやるものです。バーチャルですから、吹き矢のセットもいりません。広い場所もなくてもできます。

ＶＲのためのＨＭＤ（ヘッドマウントディスプレイ）を頭に装着、画面に映っている的をめがけて息を吐くと、仮想の吹き矢が飛んでいく仕組みです。

ＨＭＤについているマイクが、呼気を検出します。シュッと息を吐く音をひろっているということです。そして、呼吸の強度に応じて吹き矢が飛ぶのです。

吹き矢を吹くような口をすぼめた呼気音は、５０００Hz以上の周波数領域に存在する特徴的な音です。上手に吹き矢を飛ばす呼吸ができると、バッチリ吹き矢が飛びます。よって、音を使った呼吸トレーニングです。しっかり短く吹くという呼吸機能をすることで、呼吸機能が改善されるリハビリテーションプログラムになります。

トレーニングですから、しっかりおなかから力を入れて吹かないと、吹き矢が飛びません。これも、音を使って運動を引き出す方法のひとつです。

歌い慣れた曲はどんどん捨てて、脳への負荷が下がるのを防止！

歌本カラオケは、家でできるのでとても簡単で便利です。しかも、ひとりでできるので恥ずかしさもありません。

曲を流して、歌詞を見ながら歌う。

もし、少し本格的に取り組みたいのなら、簡易なカラオケ機器を使ってもいいでしょう。安価で手に入ります。

音楽を流して、歌詞を見ながら歌うだけなので、特殊な準備をする必要もなく、お金もかかりません。

カラオケ店で歌う必要はありません。歌本カラオケは、自宅で行なうので、移動時間も、カラオケ代もかけず、お手軽に認知機能を高められます。

ただ、一点注意してもらいたいことがあります。

それは、**歌い慣れた曲ばかり歌い続けると、脳トレ効果が下がる**ということです。歌い慣れてくると、当然、脳への負荷がなくなってしまいます。

実験のときも、参加者の方々に42の曲を用意しました。「毎週新しい曲を覚えましょう」とトレーニングしていったのです。こうすると、脳への負荷が下がることを防げます。上手に歌えるようになったら、次々と新しい曲にチャレンジしましょう。

新しい曲を覚えていくこと自体にも意味があります。歌える曲を増やしていくことも脳トレです。

新しい曲を覚えて、新しい曲の流れを把握し、歌い出しをしっかり歌う。脳への良い負荷がかかり、脳が鍛えられます。

お風呂や休日、ふと時間ができたときに、自分なりにカラオケ脳トレをやってみよう

カラオケは、認知機能と身体機能を、同時に鍛えられる一石二鳥の優れたトレーニングです。歌本カラオケをすると、**音読と同じように前頭葉が活性化**し、認知機能を改善します。

そして、**舌の筋力が大きく向上、呼吸の能力も改善**します。

カラオケが運動というと違和感があるかもしれませんが、舌は筋肉でできているし、

呼吸は筋肉を使います。歌うことで明らかに運動効果が得られます。特に高齢者にとっては、これらの運動機能の向上は重要です。

若い人にとっては、食べることもしゃべることもなんの問題もありませんが、加齢によって難しくなりやすい機能です。声も出にくくなります。

カラオケは、日常生活を円滑に送るためのトレーニングになる、ということです。歌えば歌うほど、声を出せば出すほど、運動量が上がり、認知機能向上の効果があります。

週1回1時間のカラオケ。週1時間の練習をしてみてください。

お風呂のときや、休日など、いつでもいいので、ふと思いついたときに自宅カラオケをやってみてください。前頭葉が鍛えられ、身体機能も鍛えられます。

カラオケ店のように大きな音を流す必要はありません、ヘッドフォンを使ってもいいでしょう。マイクを使って、大きな声を出さないといけないわけでもありません。

歌詞を見ながら、歌い出しを把握し、しっかり声を出すことで、認知機能と呼吸機能のトレーニングが十分にできます。

CHAPTER 4

脳と体を同時に鍛える「デュアルタスクトレーニング」入門

～聴く・模倣・有酸素の３つの効果！
聴き慣れた懐メロで踊る～

ダンス市場が盛り上がっているにはワケがある！

ダンスが、小、中学校の必修科目となりました。２０２１年には、プロのダンスリーグＤ・ＬＥＡＧＵＥが発足しました。２０２４年パリオリンピックでは、ブレイクダンスが正式種目として採用されています。65歳以上のダンスチームが参加するダンスリーグＦＩＤＡ ＧＯＬＤ ＣＵＰも開催されています。

市場が盛り上がってくることで、ダンスに興味を持つ人もぐっと増えてきました。

ダンスは、音楽を使った優れた脳トレのひとつです。認知機能と身体機能を同時に向上できるというメリットがあります。

ダンスと脳の関係について研究してみると、やはり良い効果があることがわかってきました。脳と体を同時に鍛えたい人は、ぜひダンスをやってみてください。

ダンスをする最大のメリットは、前頭葉の機能である**実行機能だけでなく全般的な認知機能が高まる**ということです。実行機能とは、何かを行なう能力で、注意力、処理能力、思考の速度、推測力など、目標を達成するために必要な能力です。日常でもとても重要です。

実行機能は加齢にともない脆弱になるため、高齢者がダンスをすると、認知機能の向上と、認知機能低下の予防に役立ちます。脳だけではなく、上肢、下肢、体幹のすべてが鍛えられ、体のバランスをとる力などもつき、身体機能も向上します。

週3回、1回30分のダンスが、あなたの脳と体の機能を高めてくれます。

少し仕事が早く終わったときや、勉強の息抜きに、ダンスをやってみてください。高齢者には特にダンスはおすすめです。

音楽にサポートしてもらうと、誰もが「なんとなく動き出せる」

音楽は人が運動をしやすいようにサポートしてくれます。

リズムがあることで、体を動かしやすくなるのは、あなたもなんとなく感じているのではないでしょうか。

リズムを聴くと、脳の運動前野に活動が現れます。そうすると、運動や動作の動き出しの準備が整います。

行動を開始しやすく助けてくれるということです。音楽を聴くことで、私たちは体を動かすタイミングをつかむことができます。

音楽と脳の研究をしていると、やはり、ダンスにいきつきます。

音楽を使って、体を動かす。

その究極の形が、ダンスだからです。

特に高齢者は、大きく体を動かすことが上手にできなくなったり、苦手になったりしますが、音楽を使うことで体を動かすことが楽にできます。

運動が苦手な人でも大丈夫。それは、**音楽があることで、動き出すタイミングがわかるから**です。つまり、音楽は体の動きをサポートしてくれます。

誰でも、いきなり大きく体を動かすのは難しいものです。まずは、手拍子をとって、体を動かすタイミングがわかると、うまく体を動かせます。

音楽が体の動きを助けてくれて、その結果、脳と体を同時に鍛えられる。これが、ダンスの力です。

有酸素運動は認知機能を高める直接的で有効な方法

有酸素運動をすると、認知機能が高まるということはよく知られています。加齢によって低下する実行能力を保ち、向上させることができます。

歩いたり走ったりといった運動をすると、脳を鍛える効果があるということです。

加齢によって、特に前頭葉の萎縮《いしゅく》により、前頭葉が担う実行機能は落ちていきます。

私たちの認知機能は、当然ですが、加齢とともに少しずつ落ちてしまうのです。

認知症になってしまった場合では、それまでできた多くのことができなくなります。

●認知機能が上がるノルディックウォーキングとは？

ポールを持って歩く、ノルディックウォーキングという歩き方があります。専用のポールを両手に持って歩くことで、上肢が伸び、つられて歩幅も広くなります。普通に歩くよりも、上下肢を大きく使って歩き、多くの筋肉を使う、有酸素運動です。

ノルディックウォーキングは、高齢者に確実な有酸素運動を促すために有効です。ポールを使いながら歩くので、下肢の関節への負担もかけずに歩けると言われています。

ノルディックウォーキングをすると、認知機能が上がるという論文もあります。

また、認知機能と、歩行速度とは密接な関係性があるという論文もあります。**歩行速度が遅くなると、それだけ認知症のリスクが高まります。**

最近では、歩行速度によって、認知症や軽度認知障害になるタイミングの予測ができると言われています。

軽度認知障害になる12年前に、認知症になる7年前に、歩行速度により予測することができます。

歩行速度は、認知機能と切り離せない関係があるのです。

高齢者にかかわらず、歩行速度は私たちの健康の指標となります。歩く速さは、私たちが生きていく上で、非常に大切な要素なのです。

ノルディックウォーキングは歩くトレーニングなので、有酸素運動を引き起こし、加齢によって下がる歩行速度を維持、または促進する、直接的な歩行トレーニングとして有効です。

エビデンスを考えると、ノルディックウォーキングは、非常に高齢者に効果的で、おすすめのトレーニングです。

ここでは、有酸素運動は脳機能を改善したり、高めるということを覚えておいてください。

認知機能と実行機能を高めるデュアルタスクトレーニング

有酸素運動が認知機能に良い影響を与えるということは、理解していただけたと思います。

ダンスも、有酸素運動の一種です。

ただし、ノルディックウォーキングよりは有酸素運動の効果は低いと言えます。ノルディックウォーキングは、大きく腕と足を使って歩き、大きな動作を続けるため一定強度の有酸素運動を確実に提供できます。

ダンスは有酸素運動ではありますが、ダンスの振り付けを見て、覚えながら、その記憶を引き出して動くということをやっています。頭を使い、体も使っていて、２つのことをやっているので、デュアルタスクトレーニングと言われます。

したがって、ダンスはノルディックウォーキングより有酸素運動の効果は低いのですが、**同時に２つのことをやるダンスは、全般的な認知機能を強化、改善しました。**

有酸素運動は、前頭葉を使う実行機能を改善するという報告がたくさんあります。ダンスは、実行機能のみならず、全般的な認知機能をも改善できる有効なトレーニングです。

ダンスは振り付けを覚えることになるので、人のマネをすることになります。ダンスを教えてくれる先生の動作を観察してマネをする、もしくは、動画を観てダンスをするのなら、踊っている人の動作を観察してマネをすることになります。

ダンスは、体を動かすトレーニング以外に、模倣のトレーニングをやっていると言えます。

子供は模倣が上手ですが、高齢者になっていくと模倣がだんだん上手にできなくなります。

模倣のテストは認知症のスクリーニングにも使われています。

軽度認知障害の人では、約50％の人が模倣できなくなるという報告があります。軽度の認知症になると、約80％の人が模倣をできなくなると言われています。

模倣は、認知機能と深く関係があるわけです。

私は、ダンスで模倣のトレーニングをすることで、加齢によって低下してしまう脳の機能を改善できて、認知症予防になるのではないかと考えました。

さらに、有酸素運動の要素もあり、その効果も期待できます。

ダンスは、体を動かし、他人の動作を観察し、あるいは振り付けを思い出し、そして、模倣もする。

脳に良い負荷がかかるので、認知機能が上がるはずだと私は考えました。

体操ではなく、ダンスをおすすめする脳科学的根拠

体操はダンスと似ています。

しかし、認知機能を高めるためには、体操ではなく、ダンスをするべき理由があります。それは、体操には、有酸素運動の効果をあまり期待できないからです。

ダンスは、重心を移動させるようなステップがあり、下肢の大きな筋肉を使って、体のバランスを取ることが重要になります。もうひとつ、ステップを踏むことで運動

負荷が高くなり、有酸素運動の効果を得ることができます。

ダンスは脳が鍛えられるだけではなく、10メートルをできるだけ速く歩いてもらったときのスピードが速くなった、というように身体能力も鍛えられます。

ダンスをすると、下肢が強くなったことが実感できます。特に、高齢者は、上手に歩けば転倒を予防する可能性があります。

また、上肢にもメリットがあります。

●認知機能が落ちるとバンザイができない!?

たとえば、バンザイをするといった肩の大きな動きを、アルツハイマー型認知症の人はうまくできません。まっすぐ腕を上まで上げることができないのです。

アルツハイマー型認知症の元バレリーナが白鳥の湖を踊る動画がありますが、見てみると肩がうまく上がりません。

私は「認知症に関わる、特定の運動障害があるのではないか」と考えています。神経変性による認知機能障害と特定の運動障害には関係があると思っています。

ダンス以外に、ドラムと脳の関係についての研究もしていますが、その理由は認知症特有の運動障害を見つけることができるかもしれないからです。

ドラムをたたくときには、腕を上げ下げする運動が必要になります。しかし、重度認知症でもドラムはたたける。できることで、その人の運動機能を評価することができます。ドラムは叩けるけれども、うまく腕が上がらないのは認知機能低下と関係しているかもしれない。

認知症になっても、音楽を使うことでできる動きから、演奏時の運動機能やそれに関係した認知機能を見つけたいと私は思っています。

そうすると、認知症に効果的なプログラムを見つけることができるかもしれません。実際、ドラムを叩いているときの腕の動きをジャイロセンサと加速度センサを使って計測したところ、腕を上げる高さと、認知症重症度が関係していることがわかりました。認知症かどうかのテストをしなくても、特定の動作から認知症の重症度がわかるのです。

脳に絶妙な負荷をかける曲と振り付けとは？

私は、ダンス&ボーカルユニットTRFのメンバーのみなさんと、オリジナルダンスのプログラム「リバイバルダンス」をつくりました。

「おうちで楽しく脳と身体を元気にしよう!!」というコンセプトで、脳科学と認知症専門医とダンスの専門家が一堂に集まり制作した、高齢者向けのダンスDVDです。

このプログラムには、脳機能を高める工夫をたくさん入れています。

先ほどのお話を思い出していただければわかると思いますが、私はダンスの中に、肩を上げる運動があると、認知症予防に良い効果があるのではないかと考えました。

認知症になるとうまくできなくなる運動を盛り込んでおけば、認知機能の維持、改善につながるのではないかと考えたのです。

「リバイバルダンス」では、自然に腕を上げられる振り付けを多くしています。若い人だと考えにくいかもしれませんが、人間の腕は重く、上げるのが大変です。自分の腕を自分で上げるトレーニングは重要で、効果的です。かつ、マネをするという認知機能のトレーニングを組み合わせることがポイントです。

「リバイバルダンス」は、高齢者の方々が知っている青春の音楽を使っています。美空ひばりさん、郷ひろみさん、西城秀樹さん、キャンディーズさんの曲を使って、脳や体に良い効果のある振り付けをつくりました。

昭和世代のみなさんにとっては、代表的で大人気だった歌手やアイドルです。ほとんどの人が知っていて、聞いたことがあって、馴染みのある曲が勢ぞろいです。

ピンクレディーさんの曲は、当時の振り付けの印象が強いこともあり、振り付けを覚えている人が多く、新しい振り付けをつくると違和感を抱いてしまう人がいたので使用しませんでした。新しい振り付けを違和感なく学んでいただくためです。

歩くトレーニングより ダンスで、歩行速度は上がった！

音楽がダンスを踊るサポートをしてくれるものの、今までダンスをする習慣がない人がダンスを始めるのは大変です。大多数の高齢者は、ダンス経験がありません。それでも、なつかしい曲を使ってダンスをしましょうとすすめると「やってみてもいい！」と言ってくれる地域の人たちが現れました。

なつかしい曲なら、曲全体の雰囲気はすでに知っています。どういう感じの曲で、どういうことを言っている歌詞かも知っているし、キメるところも知っています。ダンスをするハードルが下がります。曲を覚えるという脳への負荷が軽減されるからです。

有酸素運動をして、模倣トレーニングをして、曲も覚えるとなると、ハードルが高いです。

できないことをやっても意味がありません。そこで、なつかしい曲で、すでに知っている曲を使い、ハードルを下げました。

また、「リバイバルダンス」では、歌詞と振り付けをそろえました。たとえば、「はちまき」と歌詞にあったら、はちまきを巻くような振りをつけます。

歌詞と動きが連動しているので、振り付けを思い出しやすいということです。**歌詞を知っていること、振りを思い出しやすくしたことで、認知的負荷を下げています。**

そういう工夫をして「リバイバルダンス」はダンス初心者でもやりやすいです。ダンスをやりなれていない人にも、心理的苦痛なく始められるようになっています。

「リバイバルダンス」の効果を調べる実験では、平均年齢67・8歳の男女に週3回ダンスをご自宅でやってもらいました。有酸素運動の効果は、ある程度の時間行なわないと得られません。

プログラムは全部で45分、週3回行いました。1カ月やると、認知機能が改善し、歩行速度が速くなります。高齢者は運動をすることで、筋量が減るので、ダンス前後はアミノ酸を摂取してもらうにしてもらいました。

屈伸などの準備運動、ダンス後の軽いストレッチが15分ほどで、実際、ダンスを踊るのは約30分です。水分補給なども随時行なうように誘導します。

効果はたくさんありました。

●3条件のうち最もメリットがあったのは？

私は、デュアルタスクのダンスと、効果的に有酸素運動ができるノルディックウォーキング、何もやらないグループと比較する実験をしました。

ノルディックウォーキングは直接歩くトレーニングをしていますが、直接歩くトレーニングをしていないダンスのほうが最大歩行速度は速くなりました。ノルディックは効果的に有酸素運動を提供できる歩行トレーニングで、何もしていないグループと比較して実行機能を改善しましたが、**ダンスは実行機能だけでなく、全般的な認知機能も改善しました。**

ただ、ノルディックウォーキングにも当然メリットがあり、きれいに歩けるようになります。右左の手足を出すバランスが良くなるということです。これが、直接的に歩行トレーニングをした効果です。

このようにしてつくられた「リバイバルダンス」のＤＶＤはもちろんおすすめですが、ダンスをすること自体に意味があります。

今は、好きな曲にダンスの振り付けがついている無料の動画もたくさんあるので、それを見ながらダンスしてみてください。

ダンスには、実行機能を上げる効果も、全般的な認知機能を上げる効果もあります。もちろん模倣能力も改善できます。

最高齢90歳のヒップホップダンスチーム「まかろん♪」の挑戦

私は、ダンスを使った取り組みで、新しいプログラムへ挑戦しています。

私が所属している東京大学先端科学技術研究センターの地域共創プログラムにより、大阪府泉大津市と共に「ダンスが認知機能の改善にどう貢献するか」を検証中です。

２０２２年から、市では認知症早期発見と対応のために無料のもの忘れ検診を開始。

この結果、軽度認知障害と診断された方のために、私たちは軽度認知障害の方でもできるダンスプログラムを構築しました。

オリジナルということで、泉大津市出身のシンガーソングライターの協力により、その方の楽曲を使った、軽度認知障害があっても踊れるダンスです。

そして、このダンスは、泉大津市市民の方のための参加型イベントでお披露目します。オリジナルダンスを披露してくださるのは、泉大津市の65歳以上のヒップホップダンスチーム「まかろん♪」、「さるすべりダンスサークル」、「介護予防ボランティアザ・ダンス」のみなさんです。「まかろん♪」は最高齢90歳、平均年齢80歳で、泉大津市のアイドルです。

これから、泉大津市のみなさんと共に踊るイベントを実施します。みんなで一緒にダンスをマスターする予定です。

このような地域での取り組みで、ヒップホップを通して、ダンスが必修科目となった小・中学生と高齢者が交流できる可能性も高まってきました。

これは、私のＤＪのボス、ジョー氏の「人と人をコネクトする」という考えにもつながっているように感じています。

CHAPTER 5

ドラム・タイコをたたくと、実行力とコミュニケーション力が高まる！

～気軽に好きにたたくだけで、脳は鍛えられる～

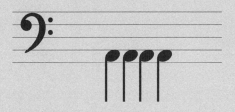

指揮する人がいないのに自然に一体感が生まれる不思議

私のＤＪのボスであるジョー氏は、ＤＪを行なう前にみんなで輪になって、世界中のドラムやタイコを演奏し、「音楽は、人と人をコネクトする」とよく言っています。

誰が指揮をするわけでもなく、みんなで輪になってドラムをたたくだけです。

演奏は自然に速くなったり、ゆっくりになったり、盛り上がったり、止まったり。

また、自然と始まったりしながら続きます。

だんだん、輪の中でダンスをする人や、楽器を演奏する人が出てきて、さらに盛り上がります。その後、ジョー氏がＤＪをするフロアでおのおのにダンスするときには、すっかりみんなとつながりができているわけです。

私は、埼玉県所沢市にある特別養護老人ホーム「アンミッコ」で、ドラムと脳の関係を研究させてもらえることになりました。入居者の方々に輪になってもらい、ドラムの演奏をしてもらいます。基本的に、お好きにたたいてもらいました。

特別養護老人ホームは、要介護度が高い方たちが集団で生活しています。

ドラムの演奏によって、運動、認知機能に良い効果があるだけでなく、「人と人がつながり、いいコミュニケーションがとれるようになるといいな」と思っていました。

実験は、87・04歳の男女に、12週間、週3回30分のドラム演奏を行なってもらいました。認知機能、身体機能、コミュニケーション能力の向上を目指して考えました。

実際に、ドラムをたたくことで、認知機能全般のテストの得点が上がりました。

また、先にも述べましたが、認知症が重い方は、腕を上げる運動が難しくなりますが、ドラムをたたくことで、その運動を促すことができました。バンザイの高さや、手首を大きく動かせるようになりました。

「跳ね返り」を利用する！

コンサートやライブなどの最後、誰かが指揮をしているわけでもないのに、大勢の観客の拍手はそろいます。このような「引き込み」現象を用いたリズム反応運動は、重度の認知症になっても維持される能力です。

ドラムのリズムを知覚することで、タイミングに関連した反応や動作を生成することが可能になります。

よって、**認知症があると難しいはずの他人の模倣ができ、少しの合図でも自分が今何をするべきかを理解できます。**

また、認知症の重症度に応じて肩の筋肉を使うような動きは難しくなります。あるいは、老人ホームで長く生活している人は、筋力や筋肉量が落ちてしまう人が多くいます。加齢や疾患によって筋肉量、筋力、そして運動機能が低下することを、サルコペニアと言います。

ドラムをたたく場合、ドラムスティックがドラムから跳ね返り、その反動で腕が跳ね上がります。そのため、誰でも簡単に自分の腕を何度でも上げることができます。

したがって、要介護度が高く、認知症の方が多い特別養護老人ホームの入居者であっても、ドラム演奏ができます。

ドラムの演奏は、ドラムスティックを持ってドラムをたたき続けるので、誰でも自動的に腕が上がり、腕を上げるいいトレーニングです。

また、大前提として、ドラムを演奏するとリズムを感じることになるので、その意味でも、脳にいい効果があります。

リズムを合わせるのは人間にしかできない高度な特殊能力

私たちは自然とリズムに合わせて、歌ったり、踊ったりすることができます。他人と一緒に楽器の演奏もできます。

自分ひとりだけでリズムを感じるだけではなく、他人と一緒にリズムを合わせることができる——。

当り前だと思うかもしれませんが、これは特殊能力です。

最近、音楽に合わせて体を動かす「ビート同期」現象がラットにもあることがわかりました。モーツァルトのＫＶ４４８にラットの頭部運動が同期したのです。他に、オウムがビートに合わせて体を動かせることがわかっています。

ゾウやチンパンジーは、ドラムを上手にたたくことができます。

しかし、他の個体と一緒にドラム演奏をしたり、リズムを合わせることはできません。

他人と一緒にリズムをとれるのは、人間しかいないのです。

他人と一緒にドラムを演奏するのは、とても高度な脳の使い方です。

みんなでドラムをたたくとき、誰が指揮するわけでも、コントロールするわけでもないのに、なんとなくテンポがしっかり合ってきます。

演奏のスピードが、みんな一緒に、速くなる、遅くなる、止まる……。不思議な現象が起こります。

みんなと一緒にリズムをそろえてたたけるのは、自分と他人の存在を認識するというコミュニケーション力の高さの証明でもあるのです。

正しくリズムを刻める人とＩＱが高い人の共通点とは？

ＩＱを調べるテストの中に、空間認知に関する課題があります。空間認知課題の得点が高い人の脳を見ると、前頭葉の内部の右前頭前白質の体積が大きいことがわかっています。

次に、タッピングの課題がうまい人も、右前頭前白質の体積が大きいことがわかっています。

タッピングとは、指先などで何かをたたくことです。タッピング課題がうまい人は、リズムを把握して思い通りにたたける人ということです。

空間認知課題とタッピングの課題をするときは、脳の同じ場所を使っています。

そう考えると、タッピングの精度が高い人は、空間認知機能も高いのです。

極端な言い方をすると、**正しくドラムをたたける人は、高いレベルの空間認知機能を持ち、ＩＱが高い可能性がある**ということです。

加齢によって空間認知能力は低下します。そして、空間認知能力を高めるトレーニングは、なかなかありません。

そんな中で私は、ドラムの演奏は、空間認知能力を改善する新しいトレーニングになるのではないかと考えました。

そして実際に、高齢者の方々に、「ドラムをたたいてみましょう」とトレーニングを始めました。

ドラムの演奏には、「腕を動かすという運動のメリット」と「認知機能を高めるメリット」、両方のメリットがあるはずだと考えていたので、私はそれを科学的に証明することにしたのです。

さらに、ドラムをみんなで輪になってたたいてもらうことで、コミュニケーションの要素も入れることができます。

運動能力、空間認識能力、コミュニケーション力の３つの力を伸ばせると、いい研究になります。

最近、ＶＲを用いて、高齢者の空間認知能力を上げられることがわかりました。それについては、最近論文をまとめましたので、またの機会にご紹介します。

コミュニケーションで大切なガマンする力が伸びる

「自分と他人がいる」と認識できることは、実はすごく大事なことです。

自分と他人がいて、相手のマネをする。自分と他人がいて、他者の行動と感情を理解する。これは、コミュニケーションの基本です。

私たちは、「自分は自分、他人は他人」ということを認識して相手をマネします。相手をマネする。相手を理解する。これが、コミュニケーションです。

なぜ、みんなで輪になって一緒にドラムを演奏してもらうことにしたのか。それは、他人の演奏をマネしたり、協調したりすることで、前頭葉も鍛えられるではないかと考えたからです。

また、ドラムを演奏することで、前頭葉課題のひとつであるGo／No-Go課題が特に改善することもわかりました。Go／No-Go課題とは、適切なときにはGo、つまり反応し、不適切なときにはNo-Goですから、反応してはいけません。課題を正しく理解する能力が必要で、かつ、正しく適切か不適切か判断し、適切でない場合は反応をしない。

つまり、ぐっとがまんする能力、抑制力が向上したということです。行動の抑制、感情の抑制ができるということですので、相手とのコミュニケーションを円滑にします。怒りっぽい、キレやすくなったなんてことで、ステキな人間関係を壊したくないですよね。

ドラムだけでなく、カラオケやダンスでも抑制力が向上しました。音楽を使うということは、適切なタイミングで反応し、不適切なときには反応をしないトレーニングであると言えます。

腕をラクラク100回上げて、認知機能と実行機能を同時に高めるには？

認知症があったり、要介護度が高いと、運動をすることは当然難しくなります。

しかし、驚くことに、ドラムはたたけます。

先に少し触れましたが、アルツハイマー型認知症、またはリスクのある参加者を対象としたランダム化比較試験（ＲＣＴ）で、**運動が脳容積、記憶、実行機能を改善す**ることが示されています。

ＲＣＴは、医療分野で用いられる「根拠の質（エビデンスレベル）」の高い研究手法です。

これは運動が、脳の栄養因子（ニューロトロフィン）を調節することによって脳に有益な効果をもたらすからです。

たとえば、運動はＢＤＮＦ（脳由来神経栄養因子）の産生を増加させ、その結果、**脳細胞を新しくつくったり、保護したり、神経を発達させたり、増やしたり、神経同士をつなげたりします。**

ＢＤＮＦは、脳のさまざまな働きを助け、私たちの健康を促進してくれるタンパク質です。これは、運動することで生成されます。

運動はＢＤＮＦの産生を増加させ、その結果、新しいニューロンが生成されたり、既存のニューロン間の接続が改善されます。

ドラム演奏では、自分の腕をしっかり支える筋肉の訓練をもたらします。若くて健常な人でも、腕を１００回上げるのはなかなか大変でしょう。

しかし、ドラムの演奏では、あっという間に数分で腕を１００回上げることになります。

また、認知症があると、新しい運動プログラムに参加したり、理解することが難しくなります。しかし、重度認知症になっても、リズム反応能力は残っているので、ドラム演奏ができます。

このようにドラムの演奏は、誰にでも運動を誘発させてくれるだけでなく脳の可塑《かそ》性《せい》を強化し、認知機能の向上に貢献している可能性があるということです。

●できなかったことが、できるようになる

実際、特別養護老人ホームでドラム演奏を3カ月行なうと、みなさんドラムがとても上手になりました。

アルツハイマー型認知症の方の脳は、脳の萎縮が進んでいます。脳の細胞が失われ、脳の体積が減少しています。しかし、このような脳の状態であっても、ドラムの演奏は上手になります。つまり、認知症があってもできることを継続してやると明らかに上手になる。できなかったことができるようになる。脳の可塑性があることがわかり

ました。

では、ドラム演奏を続けることで認知症の方の認知機能は改善するのでしょうか。ドラム演奏を1回30分3カ月間実施する「ドラム介入群」27人と普段通りに日常生活を送っていただく「コントロール群」19人に分け、RCTを実施しました。

MMSEテストは、認知症のスクリーニングをします。30点満点で構成され、見当識（基本的な状況把握）、記銘、逆唱など全般的な認知機能の評価ができ、得点が低いほど認知症の症状が重いことを示します。

参加者はMMSEのスコアが0〜25点で、認知症のレベルは重い人から軽い人までさまざまでした。得点にかかわらず、参加者はドラム演奏を3カ月間継続できました。

結果として、MMSEテストの総合得点が変わりました。コントロール群と比較してドラム介入群は、**全般的な認知機能のテストのスコアが上がったのです。**認知症かどうかを判断するテストで得点を向上させたのです。

FABという、**前頭葉の実行機能のテストもスコアが上がりました。腕や手首の関節の可動域が大きくなりました。**

どんなドラムでも構いません。世界にはさまざまなドラムがあります。好きなドラムを演奏してみることで、脳が鍛えられます。楽しみながら、脳を鍛えてみてください。

実験では、グループになって演奏してもらいました。コミュニケーションの要素を組み込むと、さらに良い効果があるからです。

一般社団法人ドラムサークルファシリテーター協会というものもあり、集まって演奏することが可能ですので、ぜひ活用してみてください。

もちろん、ひとりでドラム演奏をやっても、運動の能力や演奏レベルは高まりますのでご安心ください。

「たたくだけで、運動することになる」。最大のメリットはこれだ！

楽器を演奏すること自体が、認知機能を上げるという報告はたくさんあります。音楽の習得は、認知機能の向上に役立つということです。

当然、ドラムを演奏すること自体、脳に良い効果があると考えられます。

しかも、**ドラムは他の楽器よりも簡単で、好きにたたくだけでなんとなく音楽になり簡単**です。

ドラムはたたくと、反動でドラムスティックが跳ね返され、最小限の筋力で腕が上がります。

ドラムを演奏するとバウンドするので誰でも楽に腕を上げられます。

カラオケだろうが、ドラムだろうが、ダンスだろうが、運動習慣がない人にとっては、やればとても良い運動になります。

「こんなことが運動？」と思うかもしれませんが、脳にも良い影響があるのです。

ぜひ、音楽が引き出す運動をやってみてください。楽しく脳を鍛えられます。


最後に、私がこのような研究を続けることができているのは、博士号を下さった東北大学加齢医学研究所 川島隆太教授、そして、現在の所属先である東京大学先端科学技術研究センターの稲見昌彦教授、檜山敦特任教授のおかげです。感謝いたします。

また、私のＤＪのボスであるホアキン・ジョー・クラウゼルさんには多大なる影響を受けています。ありがとうございます。

あなたも、人生を変えるほどの音楽に出会えますように。

主要な参考文献

Husain, Gabriela, William Forde Thompson, and E. Glenn Schellenberg. "Effects of musical tempo and mode on arousal, mood, and spatial abilities." *Music perception* 20.2 (2002): 151-171. doi: 10.1525/mp.2002.20.2.151「モーツァルト効果」。速いテンポの音楽を聴取後、空間認知課題のパフォーマンスが向上しました。テンポは覚醒度に、音楽の長調は気分に影響を与えました。

McAuley, J. Devin, Molly J. Henry, and Jean Tkach. "Tempo mediates the involvement of motor areas in beat perception." *Annals of the New York Academy of Sciences* 1252.1 (2012): 77-84. doi: 10.1111/j.1749-6632.2011.06433.x テンポが遅くても速くても、脳の同じ場所が活動します。速いテンポのときは賦活がより大きいです。また、聴いているだけで運動に関係する脳の場所が活動します。

Thaut, Michael H., et al. "Rhythmic auditory stimulation in gait training for Parkinson's disease patients." *Movement disorders: official journal of the Movement Disorder Society* 11.2 (1996): 193-200. doi: 10.1002/mds.870110213 doi: 10.1186/s40035-023-00341-5
リズム刺激を聴くだけで、パーキンソン病患者において歩行が音楽のビートに対応しました。

Miyazaki, Atsuko, et al. "Drum communication program intervention in older adults with cognitive impairment and dementia at nursing home: Preliminary evidence from pilot randomized controlled trial." *Frontiers in aging neuroscience* 12 (2020): 142. doi: 10.3389/fnagi.2020.00142
特別養護老人ホームで認知症のためのドラム介入試験。認知機能や上肢運動機能を改善します。

Lu, Yi, et al. "Recent advances on the molecular mechanisms of exercise-induced improvements of cognitive

dysfunction.” *Translational Neurodegeneration* 12.1 (2023): 9. doi: 10.1186/s40035-023-00341-5
健康な人も変性疾患患者でも、運動は脳の可塑性を向上させ、神経栄養因子を増やし、ニューロンの生存と再生を助けます。特に、海馬の BDNF レベルが上昇し、認知機能が向上します。

Rauscher, F., G. Shaw, and K. Ky. “The Mozart effect.” *Nature* 365 (1993).
元祖「モーツァルト効果」。学生がモーツァルトの KV448 を聴いた後に空間認知課題をやると、他の曲を聴いた場合や何も聴かせなかった場合と比べて、得点が良くなったことを報告しています。

宮﨑敦子．短期記憶におけるモーツァルト効果の神経基盤の解明．博士論文．東北大学．2015.
https://ci.nii.ac.jp/naid/500001052317
音楽のテンポとメロディが短期記憶に与える影響を脳磁図 (MEG) で検証しました。結果、メロディがあってもなくてもテンポが速い場合は、短期記憶課題の精度を変えずに反応時間を早め、左下前頭回の脳活動のタイミングを早めることがわかりました。

Furnham, Adrian, and Anna Bradley. “Music while you work: The differential distraction of background music on the cognitive test performance of introverts and extraverts.” *Applied Cognitive Psychology: The Official Journal of the Society for Applied Research in Memory and Cognition* 11.5 (1997): 445-455. doi: 10.1002/(SICI)1099-0720(199710)11:5<445::AID-ACP472>3.0.CO;2-R
BGM では性格傾向が影響します。作業中の認知課題において、外交的な性格の被験者に影響はないが、内向的な性格を持つ被験者は成績が悪くなります。

Nantais, Kristin M., and E. Glenn Schellenberg. “The Mozart effect: An artifact of preference.” *Psychological science* 10.4 (1999): 370-373. doi: 10.1111/1467-9280.00
「モーツァルト効果」。モーツァルトの作品が好きな人がモーツァルトの曲を聴いた場合、認知課題の成績が向上し、物語が好きな人が物語を聴いた場合、成績が良かった。音楽の好みが作業効率に影響します。

Miyazaki, Atsuko, and Hayato Mori. “Frequent karaoke training improves frontal executive cognitive skills, tongue pressure, and respiratory function in elderly people: pilot study from a randomized controlled trial.” *International journal of environmental research and public health* 17.4 (2020): 1459. doi: 0.3390/ijerph17041459
軽度認知障害・サルコペニア高齢者でカラオケ介入試験。カラオケをした群はしていない群よりも前頭葉機能検査の得点が上がり、舌圧や呼吸機能が改善しました。

Nouchi, Rui, et al. “Reading aloud and solving simple arithmetic calculation intervention (learning therapy) improves inhibition, verbal episodic memory, focus attention and processing speed in healthy elderly people: evidence from a randomized controlled trial.” *Frontiers in human neuroscience* 10 (2016): 217. doi: 10.3389/fnhum.2016.00217
学習療法介入試験。健康な高齢者で声を出しての読み（音読）、簡単な算術計算を解く学習療法群はしていない群よりも、抑制、言語エピソード記憶、集中注意、処理速度が改善しました。

Yamaguchi, Haruyasu, Yohko Maki, and Tetsuya Yamagami. “Yamaguchi fox-pigeon imitation test: a rapid test for dementia.” *Dementia and geriatric cognitive disorders* 29.3 (2010): 254-258. doi: 10.1159/000289819
手の形や動作を模倣させるテストで、アルツハイマー型認知症やその他の認知症の初期段階で悪化する視覚運動機能がわかります。

Miyazaki, Atsuko, et al. “Effects of Two Short-Term Aerobic Exercises on Cognitive Function in Healthy Older Adults during COVID-19 Confinement in Japan: A Pilot Randomized Controlled Trial.” *International Journal of Environmental Research and Public Health* 19.10 (2022): 6202. doi: 10.3390/ijerph19106202

60歳以上でダンス介入試験。4週間ダンス群・ノルディック歩行群は、コントロール群より実行機能・身体機能を改善しました。ダンスは振り付けを覚える必要があるため運動量より模倣トレーニングが優先されます。ダンス群は全般的な認知機能を改善した上に、ノルディック歩行群よりも最大歩行速度、模倣能力で大幅な改善をしました。

Miyazaki, Atsuko, et al. "Association between upper limb movements during drumming and cognition in older adults with cognitive impairment and dementia at a nursing home: a pilot study." *Frontiers in Rehabilitation Sciences* 4 (2023): 1079781. doi: 10.3389/fresc.2023.1079781
ドラムを使って認知症患者の上肢運動機能を測定する方法を開発し、ドラミング中の腕の平均挙上角度が認知機能障害を予測できることを検証しました。また、ドラムをたたく早さは認知機能と関係がなかったことから、重症化してもドラムをたたくことができるとわかりました。

Ito, Yoshiki, et al. "Spontaneous beat synchronization in rats: Neural dynamics and motor entrainment." *Science Advances* 8.45 (2022): eabo7019. doi: 10.1126/sciadv.abo7019
ラットはリズミカルな刺激に同調する能力を持ち、120～140BPMのテンポ範囲内で自発的な頭部運動同期と聴覚皮質の神経活動が観察されました。

Ullén, Fredrik, et al. "Intelligence and variability in a simple timing task share neural substrates in the prefrontal white matter." *Journal of Neuroscience* 28.16 (2008): 4238-4243. doi: doi.org/10.1523/JNEUROSCI.0825-08.2008
単純なタイミング課題であるタッピングの精度と空間認知を含む認知課題得点は相関関係があり、かつ、前頭前白質の神経基質を共有していました。

宮崎敦子　みやざき・あつこ

医学博士。

東京大学先端科学技術研究センター 身体情報学分野 特任研究員。

東北大学大学院 医学系研究科脳機能開発研究分野 博士課程修了。国立研究開発法人 理化学研究所 情報システム本部 計算工学応用開発ユニット 研究員を経て現職。

脳と音楽の関係、ドラムを用いた認知症予防・改善プログラム開発などの研究を行なっている。

ダンス・ボーカルユニットTRFと共同で高齢者向け健康長寿プログラムDVD『リバイバルダンス』の開発も行なっている。このダンス効果を60歳以上の健常高齢者で検証した結果、認知機能改善に有効であることを報告した。

また、Dr.DJ.ATSUKO名義で長年DJ活動を続けている。日本神経科学学会会員。同学会による市民公開講座「脳科学の達人」でもDJを行なっている。

https://researchmap.jp/atsukomiyazakidj

宮崎敦子　検索

すごい音楽脳

2023年10月29日　第1刷発行

著　者　宮崎敦子《みやざきあつこ》
発行者　徳留慶太郎
発行所　株式会社すばる舎
〒170-0013 東京都豊島区東池袋3-9-7東池袋織本ビル
TEL　03-3981-8651（代表）　03-3981-0767（営業部）
FAX　03-3981-8638
https://www.subarusya.jp/
印刷所　中央精版印刷株式会社

落丁・乱丁本はお取り替えいたします

ISBN978-4-7991-1167-3